AF317982

RECHERCHES

SUR LA CAUSE

DES AFFECTIONS

HYPOCONDRIAQUES,

APELÉES COMMUNÉMENT *VAPEURS*.

RECHERCHES

SUR LA CAUSE

DES AFFECTIONS

HYPOCONDRIAQUES,

APELÉES COMMUNÉMENT *VAPEURS*;

OU

LETTRES D'UN MÉDECIN,

SUR CES AFFECTIONS.

On y a joint un *JOURNAL* de l'état du corps, en raison de la perfection de la transpiration & de la température de l'air.

Par M. CLAUDE REVILLON, Docteur en médecine, de l'académie des sciences de Dijon, à Mâcon.

Si quanta & qualis oporteat quotidiè fieret additio eorum quæ deficiunt, & ablatio eorum quæ excedunt, fanitas amiſſa recuperaretur, & præfens femper confervaretur.

SANCTOR. Aphorif. prim.

A PARIS,

Chez la Veuve HÉRISSANT, rue Neuve Notre-Dame, à la Croix d'or.

M. DCC. LXXIX.

Avec Approbation, & Privilége du Roi.

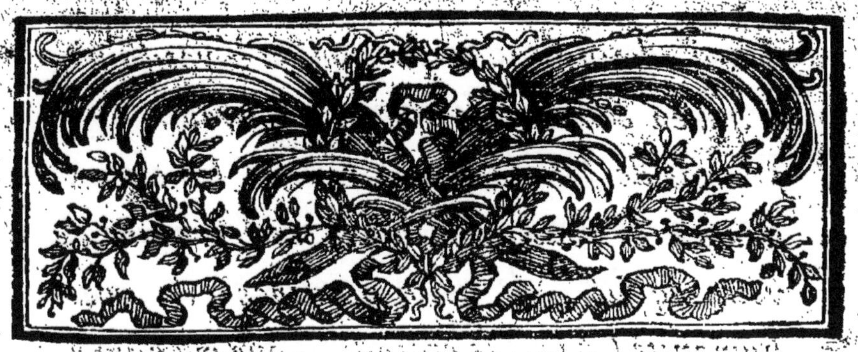

A MONSEIGNEUR
AMELOT,
MINISTRE ET SECRÉTAIRE D'ÉTAT.

MONSEIGNEUR,

L'ouvrage, que vous me permettez de publier sous vos auspices, est le fruit des observations que j'ai faites dans une province

a

dont l'adminiftration fut confiée à vos foins,
& qui en conferve le précieux fouvenir. Que
j'aurois de fatisfaction à rapeler les circonftances où vous avez donné des preuves de
votre équité, de votre prudence, de votre
humanité! Mais je craindrois que ma plume,
peu exercée, n'en affoiblît les traits. Je me
contenterai de vous préfenter l'hommage de
ma reconnoiffance.

Je fuis, avec un profond refpect,

MONSEIGNEUR,

Votre très humble & très obéiffant
ferviteur, REVILLON, D. M.

AVANT-PROPOS.

DE toutes les maladies, la plus cruelle
sans doute, est celle, qui en détruisant les
principes de notre existence, nous la rend
pénible, & souvent insuportable, & qui,
changeant en même temps les dispositions
de notre corps & notre esprit, empêche
les mouvements de l'un, & nous ôte le
libre usage des facultés de l'autre ; nous
met hors d'état de combiner convenable-
ment nos idées, & d'appercevoir les objets sous leur véritable point de vue.

J'ai recherché, pendant plusieurs années,
la cause d'un état aussi affreux ; je n'ai
rien négligé pour m'assurer de la vérité
des choses que j'annonce ; j'ai porté la
plus grande exactitude, dans un régime
peu satisfaisant pour le goût ; dans l'observation des détails en apparence les plus

minutieux , je n'ai jamais procédé que la balance à la main ; & rien ne m'a coûté, dans l'espérance de me rendre utile aux infortunés qui font en proie aux mêmes maux que j'ai éprouvés. Je ferai trop récompenfé , fi je fuis affez heureux pour contribuer au foulagement de cette portion refpectable de l'humanité, qui, douée, par fa première conftitution, d'un caractère compatiffant & fenfible , eft plus difpofée à la contracter que les autres.

Je n'ai pas dit le premier, que le défaut de tranfpiration contribuoit à déterminer l'*hyftérie* & l'*hypocondriacifme* ; mais je crois avoir annoncé le premier la dépendance de cette fecrétion, avec les accidents nerveux, & avoir porté la conviction dans tous les efprits impartiaux ; avoir enfin prouvé que, fi ce n'eft pas la feule caufe, elle y joue le principal rôle ; & que c'eft toujours la tranfpiration qu'il faut s'occuper à rétablir par un traitement bien entendu.

Je prie ceux qui me liront , de ne me pas condamner légérement fur la privation

que je confeille des légumes, des farineux
& des poiffons ; je puis citer cinquante
obfervations de vaporeux, de l'un & de
l'autre fexe, qui fe font beaucoup mieux
trouvés, en s'abftenant de ce genre de
nourriture. L'expérience m'a appris que l'u-
fage du maigre diminuoit finguliérement
la tranfpiration. En uniffant quelques réflexions à cette obfervation, il m'a été facile de reconnoître la caufe de cette diminution. La décoloration des vaporeux, l'é-
norme quantité de vents qui roulent dans
leur eftomac & dans leurs inteftins, & qui ne
s'en échappent que très difficilement ; tout
annonce des digeftions acides, & le paffage
dans le fang, d'un chyle trop acefcent.

On voit que les fucs digeftifs, altérés
par la rétention de la matiére de la tranfpiration, n'ont pas les qualités néceffaires
pour favorifer la digeftion ; que la force
même des organes affoiblie par cette caufe,
rend cette fonction plus difficile ; qu'ainfi
tout aliment, dont le mucilage eft trop
denfe, pour être facilement décompofé,
refte longtemps dans l'eftomac, y éprouve

l'altération dont sa nature particuliére est susceptible, & passe nécessairement à l'acidité, quand les végétaux prédominent dans la pâte alimentaire. De-là des sucs denses, plus ou moins austéres, ou acides, & qui exigeant trop d'action de la part des fibres, vont obstruer des petits vaisseaux, ralentir le cours du sang, gêner les secrétions & les excrétions, & sur-tout la transpiration. Les viandes légéres, dont les sucs ont déjà été soumis à différentes circulations, dans le corps des animaux, plus analogues à nos humeurs, sont menées avec moins d'effort à l'animalisation; réparent davantage, sous un petit volume; & ne laissent pas ces traces d'aigreurs auxquelles les vaporeux sont disposés.

Je n'entends pas proscrire l'usage du maigre, & dire qu'il ne convient dans aucun cas; il est des constitutions & des circonstances, où en l'emploie avantageusement: il est nécessaire toutes les fois que les humeurs ont une tendance à la putridité; c'est aussi la nourriture la plus appropriée à cette classe d'hommes soumis à un

travail pénible & continuel ; & tous ceux
qui jouiffent d'une bonne fanté peuvent en
faire ufage : les préceptes ne font faits que
pour les malades. Il eft très aifé de prouver que la préoccupation de l'efprit ne joue
aucun rôle dans cette maladie ; que fi les
paffions, des excès de travail, ou de vo-
lupté, peuvent la faire contracter, ce n'eft
qu'en viciant les digeftions, & dérangeant
la tranfpiration ; elle peut auffi être caufée
par la nature des aliments dont on fait
ufage, par la conftitution du climat que
l'on habite. Tout le monde fait que les
Anglois y font plus expofés que les autres,
& que la confomption, maladie endémi-
que à leur pays (laquelle n'eft que le dernier
degré de cette affection) n'eft dûe, en
partie, qu'à la conftitution humide de leur
climat : l'on a même obfervé, qu'il eft des
mois, où pendant le régne des vents d'oueft,
les fuicides y font plus fréquents. Qui pourra fe refufer à croire que la caufe phyfique
prépare tout dans ces inftants malheureux,
» où (comme dit M. l'abbé Richard, dans
» fon excellente hiftoire de l'air) les forces

» motrices de la machine font fans action,
» & fe laffent d'elle-même ; la vie devient
» à charge.... Le poids de la vie, le plus in-
» fupportable de tout, quand il fe fait fen-
» tir, eft, pour celui qui l'éprouve, le com-
» ble des maux, dont la mort feule peut le
» délivrer (*tom.* IV. *pag.* 411, 420.) ».

J'ai joint, à la fin de cet effai, un extrait
du journal que j'ai tenu avec exactitude,
pendant plus d'un an ; l'on y verra combien les variations de l'atmofphére influent
fur cette maladie. J'aurois pu donner plus
d'étendue à cet effai, par le récit d'une
infinité de faits, qui tous viennent à l'appui
des vérités que j'ai expofées ; mais il fera
déja trop long, fi le public ne le reçoit pas
avec indulgence, & fi l'utilité, dont il peut
être, ne lui concilie pas les fuffrages :
fi au contraire il eft favorablement ac-
cueilli, je me ferai un devoir de communiquer tout ce que j'aurai obfervé de relatif à cet objet, en donnant une fuite à ces
lettres.

RECHERCHES

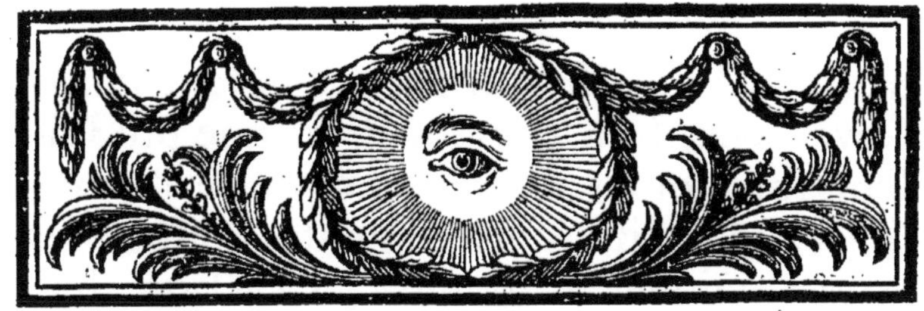

RECHERCHES

SUR LA CAUSE

DES AFFECTIONS

HYPOCONDRIAQUES,

APELÉES COMMUNÉMENT VAPEURS;

OU

LETTRES D'UN MÉDECIN,

SUR CES AFFECTIONS.

LETTRE PREMIERE.

MONSIEUR,

J'AI été aussi malheureux que vous l'êtes. Le peu d'avantage que j'ai trouvé, dans les remédes qu'on a continué d'employer contre cette maladie qui rend votre sort si triste, m'a forcé de réfléchir fur cet objet, d'obferver avec foin tous les effets que produifent fur moi les différents états de l'atmofphère, les différents aliments, & tous les êtres phyfiques & moraux, à l'action defquels nous fommes expofés.

Je dois aux réflexions, que mon expérience propre m'a fait faire, le meilleur état où je me trouve, & je me crois obligé, par humanité, de vous confier tout ce que j'ai appris à mes dépens, & de vous expofer ce qui m'a réuffi.

Je me propofe donc de mettre fous vos yeux, dans ces lettres, le tableau au naturel de l'état où je me fuis trouvé; & comme je n'ai probablement pas éprouvé tous les accidents que cette maladie peut occafionner, j'ajouterai à ce tableau les traits confignés dans les obfervateurs les plus accrédités, afin que comparant votre état à celui que j'aurai peint, vous puiffiez vous y reconnoître, quelle que foit votre fituation.

A cette hiftoire de l'hypocondriacifme, je joindrai le détail des remédes que j'ai faits, & l'expofition de ceux que confeillent les différents auteurs, qui ont écrit fur cette maladie, & dont je me fuis procuré la lecture avec l'empreffement d'un malade impatient, tel qu'on l'eft, lorfqu'on a le malheur d'être vaporeux.

L'inutilité de la pluspart de ces remédes m'a fait faire des réflexions que je hazarderai de vous communiquer : elles feront peut-être, ou paroîtront ridicules ; mais comme je m'expliquerai avec autant de franchife fur ceux qui m'ont réuffi , je compte fur votre indulgence. Je vous la demande avec d'autant plus d'inftance , que l'étendue de mon projet me met dans le cas d'en avoir befoin ; car j'oferai même donner mes conjectures fur la caufe des vapeurs.

Des obfervations & des expériences , dont la pluspart me font perfonnelles, m'ont conduit à cette efpéce de découverte. Je peux m'être trompé ; mais je fuis prêt à reconnoître mon erreur, dès qu'on me l'aura montrée ; il faudra cependant que par un fyftême contradictoire au mien , on me rende raifon des faits que j'expoferai , & dont je garantis la vérité.

A ces faits , à ces conjectures , je ferai fuccéder quelques détails fur la méthode à fuivre dans le traitement de ces maladies. Mon projet, comme vous pouvez en juger, eft d'une affez grande étendue ; ce fera la matiére de plufieurs lettres ; mais cette correfpondance ceffera, dès que je ne vous intéreflerai plus.

J'ai l'honneur d'être , &c.

LETTRE II.

Monsieur,

Je vous ai promis bien des choses; peut-être allez-vous être dans le cas de répéter avec Horace :

Parturient montes , nascetur ridiculus mus.

mais vous savez, que je me suis engagé à cesser de vous écrire, dès que mes lettres n'auront plus pour vous d'intérêt; & c'est dans la confiance que me donne la promesse que vous m'avez faite, que je commence à vous tenir la mienne.

Je vais d'abord tracer, le plus exactement qu'il me sera possible, le tableau des vaporeux, &c. Sous cette dénomination je confondrai les malades attaqués de la passion hystérique & de l'hypocondriacisme. Ces deux maladies, déjà regardées par Sydenham comme identiques, ont tant d'accidents communs, qu'on est excusable de les confondre, ou tout au moins de les regarder comme des variétés sous un même genre, dépendantes des nuances des tem-

péraments , & de l'influence de l'organisation particuliére. Je craindrai d'autant
moins de préfenter ces deux maladies ,
comme n'en faifant qu'une , que j'efpére
démontrer qu'elles ont l'une & l'autre la
même caufe.

Cette affection s'annonce par un état de
mal-être , qui ôte les facultés de s'acquiter
des fonctions de fon état avec la même
aptitude. Le corps eft lourd , la tête embarraffée ; on reffent des oppreffions , des an-
xiétés fous les côtes , fouvent du côté gau-
che ; on éprouve des élancements , de l'ar-
deur & de la chaleur ; quelquefois c'eft un
gonflement fubit du côté de la rate : fi le
côté droit eft affecté , on fent des douleurs
de colique , des feux qui montent au vi-
fage , une gêne à la région du cœur , des
étouffements après le repas , des rapports ,
des vents continuels qui font précédés de
tenfion , de preffion & de bruits d'entrailles :
l'éruption des vents foulage un peu les malades , mais ils font bientôt reproduits.

Le malade a quelquefois la diarrhée ;
d'autres fois il eft conftipé ; il eft fatigué
des vents qui ne peuvent s'échapper ; il eft
affligé de naufées , de dégoût. Il perd ordinairement l'appétit , quelquefois cependant il le conferve , & en a même un très-
fort. Dans le premier cas , la digeftion eft

imparfaite ; un amas de matiéres glaireuſes ſe forme dans les premiéres voies ; l'urine eſt blanche , aqueuſe : l'humeur de la tranſpiration , ſe portant ſur la poitrine , y produit des contractions violentes , une difficulté de reſpirer , un ſentiment de réplétion , des tremblements , des palpitations de cœur. Le mal augmente, la tête s'affecte ; on reſſent des céphalalgies, des migraines, & cette douleur que l'on nomme chez le ſexe , *clou hyſtérique.*

A ces ſymptômes ſe joignent le vertige , le tintement d'oreilles, une difficulté d'ouir : les yeux ſont languiſſants , la langue eſt engourdie ; il ſurvient des bâillements fréquents , des éternuements , des tremblements de tous les membres, de légéres atteintes de froid à l'extérieur, ſur-tout aux extrémités, des fourmillements dans les chairs, des tenſions fatigantes & douloureuſes , des contractions à la bouche ; les ſens s'appeſantiſſent ; l'odorat & le goût ſont ſans ceſſe déſagréablement affectés ; certaines femmes ont le viſage haut en couleur ; chez d'autres il pâlit. On éprouve en différentes parties du corps de petits mouvements reptiles , dont la ſenſation paroît reſſembler à celle que nous cauſent des fourmis qui courent ſur la peau.

Tous ces ſignes réunis ne précédent pas

toujours les attaques ; il suffit qu'il en paroiffe quelques-uns. A leur fuite, il en fur-
vient qui caractérifent principalement les
affections vaporeufes : je vais les expofer.

Il eft des femmes qui tombent, en faifant de grands cris ; d'autres fans fe plain-
dre : il en eft qui font privées tout-à-coup
de fentiment & de mouvement : d'autres
font dans l'état d'une fyncope alarmante,
qui ne fe manifefte que par les fauffes ap-
parences d'un fommeil tranquille. Ces attaques font fouvent précédées par de grandes foibleffes ; elles fe fuccédent à plufieurs
reprifes. Dans le cours de la converfation
les femmes vaporeufes font tout-à-coup
des éclats de rire, ou elles pleurent amé-
rement, tombent en convulfion, ou en fyncope : on a vu ces foibleffes durer plufieurs
heures, & même un jour ou deux, avec
privation totale de mouvement, d'entende-
ment & de fentiment. Celles qui font
dans cet état fâcheux, reffemblent à des
perfonnes mortes. On peut piquer vivement
ces malades, fans qu'elles donnent aucune
marque de fenfibilité ; on en a vu beaucoup
d'exemples. Il faut être fur fes gardes dans
les maladies nerveufes, pour ne pas confondre les perfonnes vivantes avec les
perfonnes mortes.

Les attaques d'hyftérie ne renverfent

pas toujours les malades ; leur corps fléchit
fouvent d'un côté ; les mouvements convulfifs , les fpafmes, les convulfions des parties extérieures fe communiquent aux vifcéres,& des vifcéres aux autres parties : c'eft
une alternative quelquefois fi précipitée ,
qu'on eft furpris de la promptitude avec laquelle ces différents mouvements fe fuccédent. Il en eft de même des douleurs hyftériques , dès qu'elles ceffent à l'extérieur ,
elles fe font fentir dans les vifcéres.

La roideur des membres , la tenfion de
de l'abdomen font extraordinaires ; les
mouvements convulfifs des mâchoires font
quelquefois fi violents , qu'ils détruifent la
couronne des groffes dents , qu'ils luxent
les mâchoires, & en détachent des piéces entiéres. Si la langue eft furprife entre les dents,
elle eft déchirée ou entiérement coupée.

Outre ces fymptômes généraux, il en eft
encore de particuliers à la paffion hyftérique,
& hypocondriaque ; ils dépendent des parties que l'humeur affecte.

Si elle fe porte fur les organes deftinés
aux fonctions vitales, il y a des palpitations , durant lefquelles il femble que
le cœur fe heurte rudement contre les
côtes ; la refpiration eft gênée , courte , fe
fait par foubrefauts, & comme par hoquets.

Le malade eft attaqué d'une toux fati-

gante, prefque continuelle ; fon gofier fe
refferre ; il fe plaint d'étranglement , quoique rien ne paroiffe d'abord à l'extérieur
de la gorge ; mais un gonflement confidérable eft promptement la fuite de cet accident ; l'œfophage fe ferme ; le malade
éprouve la même fenfation que fi on l'é-
trangloit ; fa voix s'éteint , il ne peut rien
avaler , & rejette tout ce qu'il prend par la
bouche. Lorfque les vifcéres du bas-ventre
font affectés par cette humeur , on reffent
un mouvement d'ondulation, ou de rota-
tion extraordinaire dans l'hypogaftre ; ce
mouvement femble monter vers le nombril,
quelquefois il paroît defcendre ; l'abdomen
fe gonfle irrégulierement ; il fe forme en
différentes parties de cette cavité , comme
une boule qui fe porte d'un côté & d'autre ,
ou qui monte vers le diaphragme ; le ventre
eft ferré ; on reffent des grouillements &
des borborygmes ; le pouls eft convulfif ,
quelquefois éteint : les uns ont un fentiment
de froid au fommet de la tête ; plufieurs
font incommodés du battement des artéres
temporales. La même humeur fur les reins
donne les accidents de la néphrétique ; les
malades vomiffent une bile verdâtre ; les
déjections font glaireufes, vertes, blanchâ-
tres, & fouvent fétides.

A l'afpect d'un pareil tableau , il n'eft

perſonne qui ne ſe ſente ému , & qui ne s'inté-reſſe au malheureux ſort des vaporeux ; mais l'intérêt croît, quand , après avoir conſidéré l'état affreux de leur corps , on jette un coup d'œil ſur celui de leur eſprit.

Vous venez ſans doute de vous reconnoître dans le premier portrait : vous allez voir par le ſecond, ſi ma propre expérience ne m'a pas mis dans le cas d'être un peintre fidéle.

J'ai l'honneur d'être , &c.

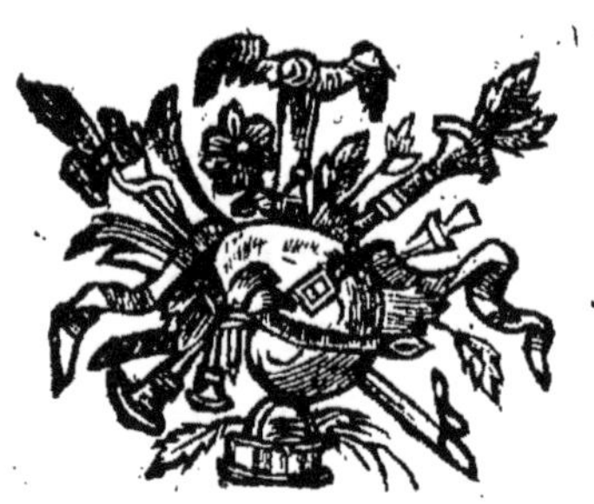

LETTRE III.

M ONSIEUR,

Vous me dites ; je ſuis bien malheureux. Eh bien ! monſieur, comparez votre ſituation actuelle avec le détail des malaiſes auxquels cette maladie expoſe communément. Trouvez bon le paralléle de ce que vous pourriez ſouffrir ; il vous donnera la patience néceſſaire pour que vous n'aggraviez pas votre mal par une trop forte idée de vos maux. D'ailleurs, prenez courage, ſoyez perſuadé qu'avec de la conſtance, vous guérirez. L'hiſtoire de l'état de l'eſprit achevera de vous convaincre que vous êtes fort éloigné d'éprouver toutes les inquiétudes & tout l'ennui que l'on reſſent ordinairement.

La nature entiére eſt, aux yeux des vaporeux, couverte d'un crêpe funébre , & tous les objets s'y peignent en noir. Ces malheureux, ſans ceſſe occupés de la conſervation de leur être, dont il leur arrive ſouvent de ſouhaiter la deſtruction , ſont tourmentés d'un déſeſpoir cruel ; ils perdent l'idée conſolante d'une guériſon parfaite ; ils fe croient expofés à tous les maux qui peuvent affliger l'humanité ; ils ne prévoient que des chofes funeftes, & n'apperçoivent pas de poffibilité de les éviter ; le plus léger accident excite chez eux la terreur, la crainte, la colere, & plufieurs autres paffions femblables. La méditation, fecours indifpenfable à l'ame, eft pénible & fouvent impraticable : il faut que leur efprit faffe des efforts continuels pour fuivre les objets de leur attention ; & ces efforts font prefque toujours infructueux par la difpofition préfente des organes de leur cerveau ; ils n'ont la force de penfer à rien. La douleur la plus cruelle a quelque chofe de moins accablant ; elle raméne dans les intervalles l'efpoir d'un meilleur état.

La nuit, qui prefcrit des bornes au travail, & qui calme les foucis des hommes, eft pour les vaporeux une nouvelle fource d'inquiétude & de crainte; le filence, où font alors plongés tous les êtres, & qui leur imprime une certaine foibleffe, redouble celle de leur efprit. La frayeur de la mort, l'augmentation de tous les accidents, le plus petit dérangement, leur paroiffent des fignes certains de leur deftruction. Les étouffements fuccédent ; le cochemar, cet état où, au milieu d'un fommeil inquiet, la circulation paroît fufpendue, eft un autre accident

familier aux vaporeux. Le malade fort ma-
chinalement de fon lit, refpirant avec peine,
la tête embarraffée, ne pouvant articuler
un feul mot ; il eft obligé de fe promener
plufieurs minutes dans fa chambre, avant
que de favoir qui il eft, s'il vit, s'il eft
mort, où il eft, & d'où il vient : enfin cet
état affreux difparoît, & laiffe à celui qui l'a
éprouvé, un abattement pénible de corps
& d'efprit ; le refte de la nuit fe paffe dans
l'agitation : au réveil le corps eft fatigué,
l'eftomac rempli de vents.

Je pourrois ajouter à tous ces traits l'é-
numération de plufieurs petites foibleffes
dont vous m'avez fait vous-même confi-
dence. Mais je crois, monfieur, en avoir
affez dit pour vous convaincre que je fuis
en droit d'avancer :

Non ignara mali, miferis fuccurrere difco.

C'eft auffi ce que j'efpére faire dans les
lettres fuivantes, après vous avoir expofé
ce que je penfe de la caufe de l'hypocondriacifme & de l'hyftérie.

J'ai l'honneur d'être, &c.

LETTRE IV.

Monsieur,

J'ÉTOIS attaqué, depuis quinze ans, d'une maladie nerveuse. Je desirai guérir : je consultai les médecins, dont le nom & la réputation méritoient ma confiance ; je me soumis à leurs avis, & j'exécutai leurs ordonnances avec cette attention que donne toujours l'espoir d'une guérison que l'on souhaite. Je n'éprouvai aucun soulagement. Ils me proposoient souvent de tranquilliser mon esprit ; je répondois que le corps vicioit l'ame, & qu'une fois rétabli, mon esprit seroit paisible. Visitez vos amis, égayez-vous, m'écrivoit l'un d'eux, sans songer qu'un vaporeux ne peut goûter les douceurs de la société, avant qu'il y soit à son aise & d'une maniére utile à sa santé. Découragé du peu de succès des remédes & des préceptes, je me décidai à lire les auteurs qui ont traité de cette maladie, Willis, Sydenham, Boerhaave, Viridet, Montanus, Mead, Hunauld, Robinson, Sauvage, Lorry, Pomme, Witt, Raulin, & d'autres traités particuliers. Les uns assignoient pour

cauſe le racorniſſement des nerfs, d'autres
l'irritabilité, le trouble du mouvement d'oſ-
cillation, l'irritation de l'eſtomac & des
inteſtins cauſée par l'inverſion des mouvements périſtaltiques, en raiſon de la cor-
reſpondance mutuelle des parties qui jet-
toient le ſyſtême nerveux dans des mouvements irréguliers, & dérangeoient toute
l'économie animale, enfin l'application de
l'eſprit à la conſervation du corps; puis, pour
le ſexe, une lymphe âcre, ou le ſang retenu
dans l'utérus.

Perſuadé que tout étoit découvert, vu &
prévu, je ne ſongeai qu'à employer les ſecours que les auteurs propoſoient. Je m'ef-
forçai de prendre de la gaieté autant qu'il
eſt poſſible à un vaporeux d'en prendre;
j'uſai alternativement des délayants & des
préparations de mars; j'allois & revenois
ſur mes pas, certain que je trouverois le
reméde. Fatigué de mes tentatives inutiles,
ſans avoir encore oſé porter le moindre
doute ſur les cauſes aſſignées, je m'en tins
à l'avis de Montanus : *Fuge medicos & me-
dicamina, ſanaberis.*

Mon état reſtoit le même; je ſentois que
mon corps donnoit le ton à mon eſprit;
qu'un temps pluvieux, nébuleux, de mau-
vaiſes digeſtions, me rendoient le corps
lourd, & l'eſprit moins ſuſceptible d'appli-

cation ; que cet état de mal-être s'affoibliffoit ou difparoiffoit en raifon de la pureté
de l'air & de mon exactitude à fuivre le régime ; qu'une bonne digeftion me faifoit
appercevoir les objets tels qu'ils étoient.
Je compris alors qu'une caufe matérielle
agiffoit fur moi, & que cette caufe, qui au-
gmentoit ou diminuoit à raifon du beau ou
du mauvais temps & du choix des aliments,
n'étoit pas inhérente à mon individu. Tandis que je raifonnois fur ce qui pouvoit déterminer les maux de nerfs, un événement
fingulier m'éclaira fur le principe de cette
maladie. J'étois accablé d'hypocondriacifme, quand, au mois d'octobre 1774, je
fus attaqué d'une fiévre qui fe préfenta,
dans l'invafion, comme continue. Après les
premiers fecours, elle fe régla en quoti-
dienne ; chaque accès étoit terminé par une
légère moiteur : je n'en fus délivré, malgré tous les remédes, qu'au mois de mars
1775. Pendant tout le cours de cette fiévre,
je n'eus aucun paroxyfme vaporeux. Je crus
être affranchi de cette affreufe indifpofition,
& je me réjouiffois d'avoir gardé la fiévre
pendant fix mois. Ma joie ne dura pas long-
temps ; quinze jours après la difparition de
la fiévre, les vapeurs revinrent comme auparavant. Me rappellant ce que j'avois éprouvé précédemment, & ce qui s'étoit paffé

pendant

pendant le cours de ma maladie, je ne dou-
tai plus que je ne dûsse l'évanouissement
de la maladie nerveuse, à la moiteur gé-
nérale qui terminoit chaque accès, & que
la vraie cause des maladies nerveuses ne
fût une transpiration viciée.

Je me disois, si le dessèchement des nerfs,
si l'irritation de l'estomac, des obstructions
au foie & à la rate, si, enfin, l'application
de l'esprit étoient les principes de cette maladie ; pourquoi, des effets aussi constants
me laisseroient-ils reprendre pendant dix
jours, quelquefois plus, ma maniére d'exi-
ster ordinaire, voir les objets comme les
autres hommes ; & que tout ce qui peut
contribuer au dérangement de la transpiration, augmente les douleurs, la pusillanimité de l'esprit, & détermine les mal-
aises ? pourquoi les femmes, chez lesquelles
l'utérus est infesté d'une lymphe âcre, ou
de sang, sont-elles exposées aux mêmes
douleurs que moi, par ce qui peut déranger
cette fonction essentielle, & éprouvent-
elles les mêmes alternatives de bien & de
mal-être ? En considérant tous les traite-
ments indiqués, je vis que, si l'on étoit quelquefois parvenu à soulager, ou à guérir,
ce n'avoit été qu'en employant les moyens
qui peuvent rétablir ou perfectionner l'insensible transpiration ; comme l'exercice,

le choix des aliments, les bains, les délayants.

Je vous ferai voir, dans la fuite, qu'on
a fouvent trop infifté fur ce dernier genre
de reméde : je me borne, dans cette lettre,
à ce qui concerne la caufe réelle des vapeurs, & je vous prouverai, dans la fuivante, que c'eft à cette même caufe qu'on
doit attribuer les vapeurs que l'on nomme
hyftériques.

J'ai l'honneur d'être, &c.

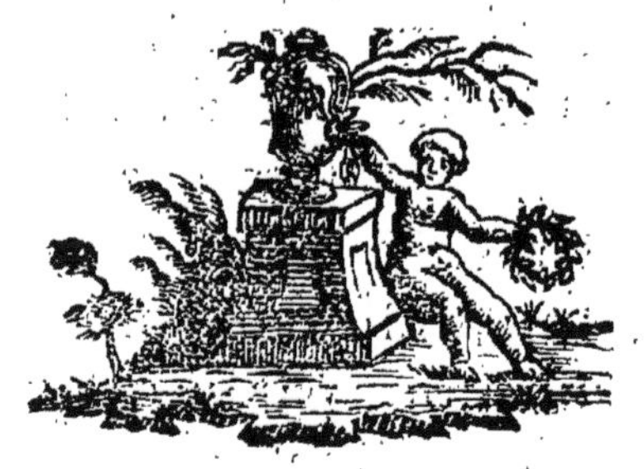

LETTRE V.

Monsieur,

Je crois, avec l'illustre Sydenham, que l'affection hystérique & hypocondriaque ne reconnoissant qu'une seule & même cause, il n'est pas possible de présumer que des maladies, si ressemblantes dans tous leurs symptômes, aient des sources différentes ; que l'une vienne d'une lymphe âcre, ou du sang retenu dans l'utérus ; l'autre d'une irritation dans le conduit alimentaire, ou des obstructions du foie & de la rate, surtout quand on fait attention que toutes les circonstances, qui déterminent l'hystérie, augmentent l'affection hypocondriaque. Je n'ignore cependant pas que l'on a cherché à affoiblir le sentiment du savant médecin anglois, & qu'on lui oppose celui d'Arétée, de Fernel, de Montanus, de Haller, de Mercuriali, de Heurnius, & même l'opinion du divin Hippocrate ; tous s'accordent, dit-on, à regarder l'étranglement ou le resserrement du gosier, la respiration fréquente & difficile, la perte de la parole, de tout sentiment & mouvement, comme signes pathognomoniques de l'hystérie : mais l'on est forcé de convenir que les hommes peuvent être hystériques & hypocondriaques ; & dès que l'on m'accordera que ces deux maladies peuvent être quelquefois jointes ensemble, & que l'on ne paroîtra arrêté, pour les unir, que par la différence des symptômes, il me sera facile de trancher la difficulté. Les femmes doivent ces accidents particuliers à la mobilité de leurs fibres, les constrictions peuvent être portées plus loin chez elles ; & toutes les fois que les hommes approcheront de leur constitution, du tempérament irritable des femmes, ils deviendront sujets aux mêmes accidents : j'ai mille fois éprouvé, monsieur, cet étranglement ; j'étois forcé de me retirer, au milieu de la nuit, sur nos quais & sur nos remparts, pour pouvoir respirer ; je me sentois suffoqué dans ma chambre, & je craignois d'être renversé. J'ai connu plusieurs hommes foibles dans le même cas. Au reste, monsieur, comme dans les choses d'opinion chacun est libre de prendre celle qui lui plaît, en ne s'écartant pas des idées reçues, & des connoissances acquises, j'aime à m'égarer sous un aussi bon guide que Sydenham.

D'ailleurs, pourquoi les maladies, qui reconnoissent pour cause différents états des

fluides & des folides du genre de ceux auxquels on veut attribuer les paffions hyftériques ou hypocondriaques, cédent-elles fouvent aux remédes employés d'après l'indi-
cation prife de l'exiftence de ces caufes,
tandis que les mêmes moyens font ici fans
efficacité ? Cette remarque ne forme-t-
elle pas une forte préfomption en faveur
de mon opinion ? Y a-t-il une maladie qui
annonce plus d'âcreté dans la lymphe que
les dartres ? une, qui marque plus fon épaiffiffement que les humeurs-froides ? Ne ren-
contre-t-on pas , tous les jours, des malades entachés de ces deux vices, exempts
de maladies nerveufes ? La pratique ne four-
nit-elle pas , chaque jour, aux médecins,
des malheureux portants des fquirres pla-
cés au foie & à la rate , jouiffants de toute
leur gaieté , dans les moments où ils ne
fouffrent pas ? Je donne actuellement mes
foins à une dame qui en fupporte un mon-
ftrueux depuis trente ans , & qui n'a rien
perdu de l'égalité de fon caractére.

On m'oppofera , peut-être , que l'ouverture des cadavres des hommes morts de la
fuite des maladies hypocondriaques, a mon-
tré des obftructions , des fquirres , une lymphe viciée ; que chez les femmes, l'utérus
a été trouvé rempli d'un fang qui avoit per-

du fes qualités : mais je ne confidére ces ravages, que comme une fuite accef-foire des fecrétions dérangées, des fonc-tions de l'eftomac. léfées pendant plufieurs années, & je ne les admets pas comme caufe premiére.

L'on a fouvent vu le virus dartreux & écrouelleux, éteint par des fecours bien dirigés; des obftructions, détruites par l'u-fage des apéritifs : & l'on peut affirmer que tous les moyens les mieux combinés n'ont jamais fuffi pour enlever la difpofition aux maladies nerveufes ; elle a pu être affoi-blie, mais jamais guérie, fi ce n'eft dans le cas où des excès l'auroient procurée; encore cette difpofition bien décidée, ne fe perd-elle pas complétement, à moins que le malade ne veuille fe foumettre à des précautions continuelles.

Si une lymphe âcre, fi des obftructions conftituoient l'hyftérie & l'hypocondria-cifme; pourquoi les médecins, qui combat-tent fouvent avec fuccès le virus dartreux & écrouelleux, l'altération des humeurs par le mélange de la bile, ne réuffiffent-ils pas dans le traitement des vaporeux ? pourquoi les mal-aifes, les frayeurs n'ac-compagnent-elles pas ces deux indifpofi-tions? pourquoi le médecin, fatigué d'avoir épuifé toutes les reffources de fon art, eft-il tenté d'abandonner fon malade, & ce dernier, ennuyé d'avoir tout exécuté fans fuccès, court-il prendre l'avis d'un autre médecin ?

D'où vient cette inconftance qu'on reproche aux vaporeux ? du peu de fuccès qu'ils ont éprouvé du régime & des remédes ? Peut-on exiger de ces infortunés qu'ils continuent l'ufage des remédes qui les laiffent en proie aux maux dont ils veulent guérir ? Pourquoi leur envier le doux efpoir qu'ils trouveront, dans l'habileté d'un autre médecin, un foulagement qu'ils n'ont point encore pu fe procurer ? J'ai été pendant plufieurs années, la dupe des moyens confeillés ; j'ai compris que l'inconftance donnée comme figne caractériftique de cette maladie, venoit moins des malades que de l'infuffifance des fecours que l'art offre pour la foulager. Guériffez ou adouciffez les maux des vaporeux, & vous les verrez auffi conftants que les autres malades : mais ne rangez plus, parmi les fignes de l'hyftérie & de l'hypocondriacifme, un effet naturel, à moins que vous ne le confidériez venant du vice de l'art. Je demande grace pour cette petite juftification que je dois à mes anciens compagnons de malheur.

B iv

Je vous prouverai, dans ma premiére lettre, que les irréfolutions, que l'on nous
reproche, viennent de la difpofition du
corps.

J'ai l'honneur d'être, &c.

LETTRE VI.

MONSIEUR,

LES frayeurs, les incertitudes, les irréfolutions, que l'on s'opiniâtre à regarder
comme un vice du cerveau attaché à ce
genre d'indifpofition, ne dépendent véri-
tablement que de la maniére d'être du
corps. C'eft le corps qui dirige l'efprit. Si
une imagination dépravée conftituoit, feule,
une maladie, je devrois être toujours dans
les mêmes perplexités : au contraire, ma
fituation fuit les changements de faifon,
de temps : un ciel ferein, une bonne digeftion me rendent ma fermeté ; j'apper-
çois les objets comme les autres hommes.

Votre propre expérience vous a appris,
monfieur, que les vaporeux paffent des dix,
douze, même quinze jours, & quelquefois
plus, fans être incommodés ; je puis donc
dire : fi j'ai le pouvoir de maîtrifer mon
efprit, quinze jours dans chaque mois, qui
peut m'empêcher de le captiver les quinze
autres, fi cette force dont j'ai joui durant
ce temps-là, ne m'étoit pas enlevée par
une caufe qui eft hors de moi ? Quinze an-

nées de réflexion, la réfolution mille fois prife, dans les inftants de calme, de ne plus m'affecter, n'ont pu me fouftraire à la trifte expérience, qu'un projet formé avec fermeté, s'évanouiffoit aux approches des mal-aifes & des paroxyfmes. Je devenois, fur la minute, auffi tremblant, auffi craintif; redoutant ce qui, l'inftant auparavant, m'avoit paru une foibleffe impardonnable: il falloit me foumettre, & attendre que la caufe, qui affoibliffoit mon efprit, eût difparu.

Vous me connoiffez affez, monfieur, pour favoir que la mort ne m'infpire aucune crainte; qu'accoutumé à me contenter de peu, je ne regarde pas la fortune comme abfolument néceffaire au bonheur des hommes; qu'ainfi il eft peu d'événements capables de troubler ma tranquillité. Je pourrois donc me citer comme une preuve du peu d'influence que les foibleffes de l'ame ont fur l'état vaporeux: mais en voici une, à l'évidence de laquelle perfonne ne peut fe refufer.

Les gens de lettres, même ceux qui font éclairés par la plus faine philofophie, qui ont l'ame de la trempe la plus forte, & que l'excès de l'étude a rendu vaporeux, font également expofés aux troubles, aux inquiétudes, à la pufillanimité qui accom-

pagnent les maladies nerveuses. C'est donc
le corps qui agit sur l'ame dans ces sortes
de maladies, & celle-ci n'est point coupable
des écarts de l'imagination. S'il étoit nécessaire d'appuyer cette opinion par d'autres démonstrations physiques, je pourrois
engager ceux qui la contrediroient, à con-
sidérer ce qui se passe chez les enfants &
chez les vieillards. Dans les uns, le déve-
loppement des facultés intellectuelles se
fait dans la même progression que celui des
corps ; les mêmes facultés s'affoiblissent
dans les autres, en même proportion que
la force, la souplesse de leurs organes.

Dès que l'état de notre corps influe d'une
maniére si marquée sur celui de notre ame ;
pourquoi prétendroit-on que les désordres
inséparables de l'état vaporeux fussent plu-
tôt l'effet de l'action de l'ame sur le corps,
que les suites du trouble dans l'organisation
de celui-ci ?

Toutes ces réflexions m'ont conduit à
conclure que la cause des vapeurs ne pouvant être une irritabilité de l'estomac, ni
un desséchement des nerfs, ni des obstructions, ni aucune préoccupation de l'esprit ;
il faut en rechercher une autre : mais puis-
qu'en toutes circonstances, le dérangement
de la transpiration donne lieu aux accidents vaporeux, je suis dans le cas de les

attribuer exclusivement à la diminution notable de cette évacuation : mais ce n'est-là qu'une conjecture ; l'expérience doit venir l'appuyer, & c'est d'après elle que je vais parler.

Sanctorius en Italie, Keil en Angleterre, Gorter en Hollande, & Dodart en France, se sont attachés à apprécier, par l'observation & l'expérience, les effets de la transpiration, à déterminer la proportion qui, en différentes circonstances, se trouve entre cette évacuation insensible, & celles qui débarrassent le corps des matières dont le séjour nuiroit à l'intégrité de nos fonctions. La conformité du climat, sous lequel Dodart a opéré, avec celui du pays que j'habite, m'a décidé à prendre ce savant pour guide ; & voici le résultat de mes expériences.

J'ai vu que, dans les jours de mal-aises, les secrétions sensibles surpassoient la transpiration de plusieurs onces. Je me trouvois mieux lorsque je l'excitois par quelques remèdes, & par la sévérité du régime ; l'esprit & le corps étoient libres ; les orages, le tonnerre, un temps pluvieux venoient-ils la déranger, tous les accidents reparoissoient, les vents, les mal-aises, & le défaut d'appétit. Les nuits inquiètes ont toujours été celles où les secrétions sensi-

bles furpaſſoient de beaucoup la tranſpiration. Pour avoir ſur cet objet quelque choſe
de certain, il m'eſt arrivé, dans des jours
de calme parfait, de la diminuer, en m'ex-
poſant au froid, en mettant les pieds dans
l'eau ; je faiſois reparoître tous les accidents des vapeurs. Souvent, après avoir
ſouffert des matinées entiéres, j'employois
les moyens capables de rétablir la tranſpiration ; & dès qu'elle ſe faiſoit, je me
trouvois mieux. Vous ſerez étonné de voir,
dans le journal, que je vous communique-
rai, la diminution de la tranſpiration dans
les jours de mal-être ; & une fois bien in-
ſtruit de cette importante fonction, vous ne
ſerez plus ſurpris des déſordres que cette
humeur retenue occaſionne ; elle ne peut
être aſſimilée de nouveau avec nos liqueurs,
ni être repriſe & évacuée complétement
par aucun autre évacuatoire que ceux
qui lui ont été fixés par la nature. Elle
contracte, par ſon ſéjour dans les vaiſſeaux, une âcreté conſidérable, piquote
& irrite le ſyſtême nerveux, dérange l'ac-
cord qui doit régner entre tous les nerfs,
ralentit, ou accélére la circulation du fluide
nerveux. De cette diſſonnance, effet de
l'irritation cauſée par la matiére de la tranſpiration qui a été retenue, viennent les
craintes & les foibleſſes. Les objets ne font

plus fur nous les mêmes impreſſions ; ils ne ſe peignent point à notre eſprit ſous les mêmes rapports ſous leſquels ils ſe préſentent à un autre qui ne partage pas notre trouble. Si cette agitation ſubſiſte long-temps, les ſucs qui doivent parvenir aux nerfs, & réparer les pertes que le travail, les veilles, & la néceſſité indiſpenſable de la circulation occaſionnent, n'y arrivent que difficilement, mais peu élaborés, & incapables de fournir à l'entretien de la machine. Delà vient quelquefois l'allucination continuelle, la maigreur, la foibleſſe & les dégénéreſcences particuliéres que l'on obſerve, ſuivant le tempérament des malades, le pays qu'ils habitent, leurs occupations, la diſpoſition de leurs humeurs, & le régime qu'ils ſuivent. Delà viennent le ſcorbut, la phthiſie, les ſquirres, qui ne ſont cependant que cauſes ſecondaires. Si une portion de l'humeur tranſpirable ſe porte ſur l'eſtomac & ſur les inteſtins, elle occaſionnera des flatuoſités, des vents & des borborygmes ; ſi c'eſt ſur les reins, elle imitera la néphrétique, & cauſera quelquefois des vomiſſements & des dévoiements ; ſi c'eſt ſur la poitrine, il y aura de la toux ſans expectoration ; ſi elle eſt fixée entre le crâne & le péricrâne, le clou hyſtérique à l'extérieur ; & ſi les parties muſculeuſes en ſont

le siége, les rhumatismes ; enfin c'est l'histoire du caméléon, qui peut prendre toutes
sortes de couleurs, suivant les qualités &
la quantité de l'humeur retenue, & suivant
la nature des parties où s'est fait le dépôt.

L'utilité de la transpiration étant bien
démontrée, les effets de la diminution ren-
dus sensibles, dans l'affection hypocondriaque, il ne doit rester aucun doute sur la
vraie cause de cette maladie ; & j'ai toujours éprouvé que les accidents augmentent ou diminuent, à raison de la perfection ou de l'imperfection de cette fonction. Au moment où j'ai eu l'esprit le plus
libre, l'estomac bien disposé, & où il sem-
bloit ne me rester que le souvenir de mon
indisposition, j'ai pu, en diminuant la transpiration, me procurer des vents & la perte
d'appétit, les inquiétudes & tous les mal-
aises que donnent les vapeurs ; parvenu à
la rétablir, j'ai recouvert le bien-être
comme par enchantement ; il m'est arrivé
une fois de la ralentir de demi-once par
heure ; l'agitation du corps & de l'esprit
fut affreuse ce jour-là.

Il me semble, monsieur, qu'en me dé-
pouillant de toute la prévention que chacun
a naturellement pour ses observations, en
oubliant même les succès que j'ai eus par
ma méthode, employée sur différents ma-

lades; il me semble, dis-je, que le principe,
que je pose, est mieux établi, & plus vrai-
semblable que la doctrine de l'âcreté de la
lymphe, du desséchement des nerfs, des
squirres, & de la préoccupation de l'esprit. Qui pourroit me persuader le contraire,
lorsque je suis en état de dire, à mon réveil, par la manière d'être de mon corps
& de mon esprit, le vent qui régne, &
le temps qu'il fait, quoiqu'aucun objet extérieur n'ait encore frappé mes sens, n'ait
pu m'exciter des sensations; lorsque je suis
inévitablement gai ou triste, fort ou foible,
que j'ai de l'appétit, ou l'estomac rempli
de vents, suivant la pureté de l'air ? qui
pourra me persuader, dis-je, que ce sont
les effets d'une imagination dépravée ? Pourquoi d'ailleurs cette lymphe âcre retenue
dans l'utérus, dont la présence devroit cau-
ser des maux continuels, laissera-t-elle la
femme vaporeuse, quinze jours dans une
parfaite tranquillité, & n'agira-t-elle que
lorsque quelques circonstances diminueront
la transpiration ? Pourquoi y a-t-il des femmes qui n'ont essuyé qu'un seul paroxysme
vaporeux dans le cours d'une vie portée à
soixante-dix ans, quoiqu'elles n'aient employé aucun reméde pour adoucir cette
lymphe ? Enfin ceci paroîtra contradictoire
avec ce que j'ai avancé au commencement,

qu'on

qu'on ne peut pas détruire complétement
les difpofitions aux maladies nerveufes ,
quand elles font une fois prifes , fi ce n'eft
par une fuite de précautions : mais j'ob-
ferverai que cette affertion n'eft vraie que
relativement aux hommes , & que les femmes , chez lefquelles la plus petite caufe eft
capable de donner des mouvements convulfifs , peuvent n'éprouver , dans toute leur
vie , qu'une feule attaque de vapeurs ,
comme l'expérience le prouve.

Ma première lettre , monfieur , aura pour
objet de vous montrer comment la caufe ,
dont je viens de vous prouver la réalité, produit les maladies nerveufes , qui attaquent fi
fouvent les gens de lettres , & j'y joindrai
un extrait de l'hiftoire de la tranfpiration
que vous me preffez de vous adreffer.

J'ai l'honneur d'être, &c.

LETTRE VII.

Monsieur,

L'auteur d'un traité particulier des maladies des gens de lettres dit que le défaut de transpiration est une cause secondaire de ces maladies; mais il me semble qu'il auroit parlé plus exactement, s'il eut assuré que ce défaut en étoit la cause principale : voici sur quoi je le présume; je vous fais juge des conséquences que je tire des faits qui m'ont donné cette opinion.

L'étude exige une grande contention d'esprit, & le corps de celui qui s'y livre, est dans un repos absolu; mais la transpiration, pour se faire avec liberté, exige de l'exercice de la part du corps, & il faut que l'ame soit dans un état de calme qui permette au fluide nerveux de se distribuer avec uniformité sur tous les organes; aussi est-il constant que quelques heures d'une étude suivie diminuent considérablement la transpiration. Pour être en droit d'attribuer principalement l'hypocondriacisme des gens de lettres à cette cause, il ne faut

donc que réfléchir aux effets que doit néceffairement produire la rétention de l'humeur excrémentielle, qui devoit s'échapper
au moyen de la tranfpiration, obferver &
fuivre, en quelque forte, la marche de cette
humeur.

L'expérience a enfeigné à Hippocrate,
& a répété à tous les médecins obfervateurs,
qu'il y a, entre la peau & les vifcéres deftinés à la digeftion & aux excrétions alvines,
une correfpondance finguliére ; que le relâchement de l'une eft toujours accompagné de la denfité de l'autre, *& vice versâ*;
qu'ainfi, la matiére de la tranfpiration,
lorfqu'elle eft retenue, fe porte toujours,
par préférence, fur les organes de la digeftion.

Cela pofé, la diminution de la tranfpiration, effet néceffaire d'une étude exceffive, doit naturellement caufer tous les
accidents nerveux qui caractérifent l'hypocondriacifme des gens de lettres. En effet,
la matiére tranfpirable retenue, en fe portant fur les vifcéres chylopoïétiques (voilà
un grand mot, il veut dire, dont la fonction eft de préparer le chyle ; je vous demande grace pour ce terme, il m'épargne
une périphrafe) altére les fucs digeftifs,
gêne leur fecrétion, produit l'épaiffiffement
qui ralentit leur cours ; ils contractent par

ce séjour une âcreté nuisible : dès-lors la digestion qui se commence dans l'estomac, & se perfectionne dans le duodénum, se fait imparfaitement. Le chyme, qui en est le produit, est d'une inégale densité ; il ne présente, aux orifices des vaisseaux lactés, qu'une matiére chyleuse grossiére, & qui n'est que difficilement absorbée. Les molécules, qui sont pompées par ces vaisseaux, circulent avec peine. La partie phlogistique, destinée à fournir la matiére de la bile, n'étant point assez dégagée des molécules qui la recélent, ne peut point en être séparée à travers les vaisseaux lymphatiques, être portée dans les méfentériques, delà dans la rate, puis dans le foie, au moyen de la veine-porte pour fournir à la secrétion de la bile. L'engorgement de tout le système des vaisseaux sanguins & lymphatiques, & de tous les viscéres chylopoiétiques, en est une suite. Cet engorgement détermine une irritation de nerfs innombrables, qui partent de tous les plexus qu'on trouve dans le bas-ventre : delà les spasmes dont sont tourmentés les misérables vaporeux. Mais ce n'est pas à ces effets que se borne l'influence de l'imperfection de la digestion ; le chyle qui est versé par le canal thorachique dans la sous-claviere, qui a trop de densité, & qui oppose beaucoup de réſiſtance à ſon aſſimilation avec la maſſe humorale ; le chyle, dis-je, vient troubler toutes les ſecrétions, multiplier les ſtaſes, & conſéquemment toutes les irritations nerveuſes, enfin léſer toutes les fonctions.

Le chyme, qui a fourni ce chyle imparfait, dont je viens de décrire le cours, & d'expoſer les ſiniſtres effets, ſéjourne dans les inteſtins, parce que ſa vapidité le met hors d'état de les irriter au point d'en ſolliciter l'expulſion. La chaleur du ſéjour y excite une eſpéce de fermentation qui en dégage l'air principe ; & celui-ci recouvrant ſon élaſticité, ſe dilate, & forme les vents, qui ajoutent aux maux des vaporeux, par la diſtenſion partielle des inteſtins, par les ſpaſmes qui en ſont la ſuite, ſur-tout à raiſon de l'irritation du centre nerveux du diaphragme, cauſée par l'exceſſive dilatation du colon. La conſtipation accompagne néceſſairement cet état : quelquefois cependant le ſéjour trop long des matiéres fécales, les portant à la décompoſition putride, & l'irritation déterminant un trop grand rétréciſſement des orifices des vaiſſeaux lactés, les malheureux vaporeux ſont expoſés à des diarrhées, même à des flux dyſſentériques. Ajoutez à tout cela, monſieur, que la ſituation d'un homme,

C iij

courbé fur un bureau, diminue la liberté de la circulation dans les vaiffeaux du bas-ventre, & concourt aux effets de la mau-vaife qualité du chyle. Mais, comme vous le voyez, la fource de tous ces maux eft l'imperfection de la digeftion; & celle-ci a pour caufe primordiale, la diminution de la tranfpiration : je fuis donc en droit de croire, que cette diminution eft une des principales caufes de l'hypocondriacifme des gens de lettres.

Je conçois la vérité de l'obfervation de Lancifi. Ce célébre médecin dit qu'un gros appétit eft un préfent funefte à l'homme de lettres ; car il eft certain qu'une maffe alimentaire confidérable exige une digeftion plus laborieufe, & une tranfpiration plus abondante. Cette fecrétion, toujours viciée, chez l'homme ftudieux, le fera marcher à plus grands pas vers les incommodités ; dans celui qui, en mangeant beaucoup, tranfpirera peu, le corps fera bientôt fur-chargé de matiéres crues, dont la préfence ralentira tous les mouvements vitaux, gê-nera toutes les fonctions. S'il étoit nécef-faire de juftifier cette affertion par l'ex-pofition des bons effets de la fobriété, je n'aurois qu'à rapporter l'hiftoire de Cor-naro. Les excès en tous genres avoient affoibli fa fanté ; il avoit, en vain, tenté de

la rétablir par les moyens que l'art lui offroit ;
mais, convaincu par ses différents essais,
de l'inutilité de ces moyens, pénétré d'ailleurs de la nécessité de la transpiration,
il s'imposa un régime très sévére ; & pro-
portionnant la somme des aliments aux
forces de son estomac & à l'exercice qu'il
étoit capable de faire, il parvint à jouir
d'une bonne santé ; recula fort loin le terme
de sa vie, que sa foiblesse lui montroit
comme très prochain ; & par un régime
commencé à l'âge de trente-trois ans, il
poussa sa carriére jusqu'à quatre-vingt-dix-
neuf, & mourut paisiblement.

Mon projet avoit été de placer dans cette
lettre l'histoire de la transpiration ; mais je
remets à la suivante ce que je me suis pro-
posé de vous écrire sur cet objet, afin que
vous ayez le temps de réfléchir mûrement
sur les vérités que je viens de vous exposer.

J'ai l'honneur d'être, &c.

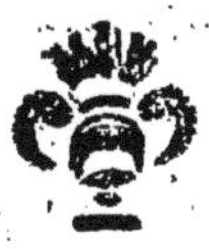

LETTRE VIII.

Monsieur,

Les anciens médecins ne reconnoif-
fent point l'utilité de la tranfpiration.
» Cette vapeur excrétoire, dit Galien, *de*
» *fanit. tuend. lib. j. ch.* 12. *fub finem*,
» eft pouffée hors du corps par de petits
» orifices que les Grecs appellent des pores
» qui fe trouvent par tout le corps, fpécia-
» lement à la peau; elle en eft chaffée en
» partie par la fueur, en partie par une
» infenfible tranfpiration, qui échappe à
» la vue; & dont peu de gens fçavent l'exi-
» ftence ».

Depuis Galien, jufqu'à la fin du feiziéme
fiécle, tous les médecins en général ont
eu une idée vague de cette tranfpiration
imperceptible; ils ont tous fçu que le corps
fe débarraffe par cette voie d'une partie
des humeurs fuperflues; mais la gloire d'é-
valuer à la balance, la quantité précife de
cette tranfpiration, étoit réfervée à Sanctorius : il a démontré que cette évacuation
eft plus abondante que toutes les autres,
prifes enfemble; il a donné des régles pour

la faire contribuer à la santé. M. Dodart, médecin françois, commença en 1668 à répéter les expériences de Sanctorius, & les continua presque sans interruption pendant trente-trois ans. Le docteur Jacques Keill fit en Angleterre, ce que Dodart avoit fait en France; il publia, en 1718, la table de ses propres observations. M. de Gorter, fameux médecin hollandois, courut la même carriére, & la fournit glorieusement; il donna, en 1728, un ouvrage qui laisse peu à desirer sur cet objet. Un gentilhomme irlandois, ayant lu Sanctorius, & le commentaire dont le docteur Lister l'avoit accompagné, consulta les tables de Keill sur la même matiére, & fit sur lui - même un cours de statique expérimentale. Le docteur Linings en a fait un dans la Caroline méridionale, pendant un an. Je ne connois point d'autres auteurs qui s'en soient occupés.

Vous remarquérez, monsieur, que tous se sont accordés sur un point essentiel; ils ont trouvé que la transpiration excédoit toujours les secrétions sensibles, quoique les expériences aient été faites dans des climats d'une température différente.

Mais avant que d'aller plus loin, fixons avec précision les idées que nous présente

ce mot. Les médecins entendent, par transpiration, la sortie insensible, ou presque
insensible des humeurs superflues du corps
par les pores de la peau. Lorsque la transpiration est assez abondante pour être ap-
perçue par les sens, elle prend le nom de
transpiration sensible, de moiteur ou sueur,
suivant la quantité. Des calculs faits avec
la plus grande exactitude par Sanctorius,
des expériences, bien confirmées par Dodart & Gorter, ont appris que la quantité
de la matiére, poussée au dehors par cette
voie, étoit plus considérable que celle dont
l'expulsion avoit lieu par toutes les autres.
Ce médecin assure que l'on évacue par
l'insensible transpiration les cinq huitiémes
des aliments, tant liquides que solides.

Gorter dit qu'en Hollande, de quatre-
vingts onces d'aliments, tant liquides
que solides, on évacue, dans l'état de
santé, trente-six onces par les urines, six
onces par les selles ; ce qui forme un
total de quarante-deux onces, tant par
les urines que par les selles & quarante-
neuf onces par l'insensible transpiration,
qui font les huit quinziémes du total, &
qui excédent toutes les autres sécrétions de
sept onces. M. Dodart nous apprend que,
de vingt-sept onces d'aliments liquides &

folides, on en perd quinze onces par la tranfpiration, & douze feulement par les fecrétions fenfibles ; ce qui fait cinq neuviémes.

Les différences, que l'on apperçoit dans les proportions données par ces obfervateurs, viennent des climats qu'ils habitoient. Sanctorius obfervoit en Italie, pays chaud, où l'ufage des boiffons abondantes eft indifpenfable. Dodart fit les fiennes dans un pays plus tempéré, & Gorter dans le Nord, pays froid & marécageux, où la nourriture habituelle eft compofée d'aliments de difficile digeftion, & le corps enveloppé continuellement de vapeurs humides : malgré cet obftacle réel à la tranfpiration, elle furpaffe de fept onces, fur nonànte-une, les autres évacuations fenfibles.

La quantité de cette évacuation ne vous paroîtra pas furprenante, fi vous faites attention à l'organe qui la prépare : en effet les vaiffeaux, par lefquels fe fait la tranfpiration, partent de tous les points du corps, &, fuivant le calcul de Lewenhoek, on pourroit couvrir, avec un grain de fable ordinaire, cent vingt-cinq mille embouchures ou orifices extérieurs de ces vaiffeaux. De plus, indépendamment de la tranfpiration qui se fait par toute l'habitude du corps, & que l'on peut appeller cutanée, il en est encore une qui se fait par la surface interne du poumon ; celle-ci est sensible, particuliérement dans l'hiver, où les vapeurs sont condensées par le froid.

La matiére de la transpiration est ce qui n'a pu servir à la nutrition, & que les forces digestives n'ont pas suffisamment assimilé, & une partie de celles que les circulations réitérées ont rendues inutiles & âcres.

Permettez-moi, monsieur, de vous renvoyer à l'ouvrage de Gorter, où vous trouverez, sur cet objet, les détails les plus satisfaisants. Je me bornerai donc à vous faire part de ce que j'ai observé sur moi-même.

Toutes les fois qu'entraîné par les circonstances, j'ai pris plus d'aliments qu'à l'ordinaire, j'ai eu, pendant le reste du jour, le corps lourd, j'ai éprouvé un ennui inconcevable ; il m'a été impossible de m'occuper à des choses qui exigeoient de l'application ; la nuit, qui a suivi, a été troublée par des rêves fatigants ; mon sommeil a été agité, interrompu, & le lendemain matin, j'étois aussi fatigué qu'au moment où j'y étois entré. Je suis perfuadé que vous avez fait la même épreuve en pareille circonftance, & que l'homme le plus robufte, en s'expofant plufiéurs jours de fuite à une intempérance de cette ef-péce, fe rendroit vaporeux.

C'eft même probablement à cette caufe que la pluspart des gens du monde, qui font tourmentés de vapeurs, doivent attribuer leur hypocondriacifme; & fi vous lifez Gor-ter, vous verrez que tout dépend ici de la diminution de la tranfpiration, & de ce que cette évacuation n'a pas été auffi abondante qu'elle auroit dû l'être; parce que les vaiffeaux étant furchargés d'un chyle imparfait, & toutes les fecrétions s'étant faites imparfaitement, la maffe hu-morale n'a pas été travaillée, comme elle auroit dû l'être, & la matiére de la tran-fpiration n'a pas été difpofée à l'évacua-tion. Ici vous devez appercevoir une des caufes de la difficulté que l'on a de gué-rir les vaporeux; parce que tout dépend de la liberté de la tranfpiration, & qu'il y a un cercle vicieux qui aggrave leurs maux; puifque la diminution de la tran-fpiration altére la digeftion, & que l'imperfection de cette fonction rend la tranfpiration imparfaite. Je reviens à la fuite de mes obfervations fur moi-même.

Un froid humide , une potion , un lavement purgatif, l'ufage même des lavements d'eau fimple continué un peu de temps , m'ont donné des vapeurs , & j'ai vu qu'ils avoient diminué ma tranfpiration. Frappé de cette efpéce de coincidence d'effets , j'ai voulu me convaincre de la conformité de leur caufe ; j'ai pris à deffein, plufieurs fois, des lavements purgatifs , & même des lavements d'eau pure feulement, & j'ai toujours fait la même remarque. Sans doute cela arrivoit, parce que ces remédes dérangeoient la digeftion de mes aliments.

Enfin j'ai conftamment obfervé, que j'étois tranquille, lorfque les évacuations fenfibles ne furpaffoient pas , en quantité, celles de la tranfpiration infenfible ; qu'un régime convenable, & l'ufage des remédes capables de favorifer la tranfpiration, me délivroient de tous les fymptômes de l'hypocondriacifme : & je puis affurer qu'en variant les moyens d'entretenir cette évacuation, je fuis parvenu à faire ceffer une maladie qui m'a long-temps & cruellement tourmenté , contre laquelle j'ai eu recours à tous les remédes imaginables.

Comme je veux vous mettre en état de ne faire, en ce genre, aucun reméde inutile, je m'occuperai , dans la premiére lettre , à vous faire connoître les circonſtances dans leſquelles on peut employer , avec avantage , les bains & les délayants , & celles dans leſquelles il ſeroit dangereux , ou tout au moins inutile, d'en faire uſage.

J'ai l'honneur d'être, &c.

LETTRE IX.

Monsieur,

La cause prédisposante des maladies hypocondriaques & hystériques sera une délicatesse & une mobilité extrême du système nerveux, qui peut tenir à la première constitution ; elle peut être acquise, chez ceux qui y seront le moins apelés, par le défaut d'exercice, par la vie contemplative & sédentaire, par des pertes de sang abondantes, par l'abus des plaisirs, par la masturbation dans les deux sexes, par les pertes blanches, par l'usage porté trop loin du café, du chocolat & des liqueurs, par la suppression de quelques écoulements habituels, par des veilles immodérées, par les grandes passions, par l'usage des aliments de difficile digestion, par la nécessité d'habiter des lieux mal aérés, ou trop humides ; enfin par tout ce qui, en affoiblissant le corps, dérangera les digestions.

Chez les uns & chez les autres, la diminution de la transpiration sera la cause occasionnelle & déterminante des paroxys-

mes

més vaporeux ; mais comme elle aura des
fources différentes , elle exigera un traitement relatif à la conftitution du malade ,
& aux circonftances qui auront déterminé
la maladie. Celui qui l'aura acquife par l'a-
bus du vin , des liqueurs fpiritueufes , par des
veilles , de grands exercices ou des paffions,
devra être traité bien différemment de celui
que la foibleffe des organes digeftifs &
des fibres organiques , & la fenfibilité ner-
veufe, auront difpofé à la fuppreffion , ou
à la diminution de la tranfpiration. Heu-
reufement que tout obfervateur attentif
ne peut pas méconnoître ces différents
états.

Dans le premier , le malade a la peau
dure , féche, fouvent brûlante ; le pouls
eft roide, le ventre très refferré , les urines
coulent fouvent avec peine , & ont une couleur très foncée , quoiqu'elles foient le plus
fouvent très abondantes & limpides ; il y
a une maigreur exceffive.

Dans le fecond , la peau eft plus fouvent
froide que chaude, féche , mais molle ; les
chairs font flafques , le pouls eft mou &
ferré , irrégulier ; les digeftions font laborieufes & tournent à l'aigre ; la bouche eft
pâteufe ; à l'inftant du réveil , la langue eft
blanchâtre ; les digeftions font fouvent glaireufes & délayées , quoique fouvent le

D

ventre soit resserré ; les urines sont pâles
& toujours abondantes ; le moindre exercice fatigue ; le malade conserve de l'embonpoint, & a beaucoup de disposition au
sommeil : tout annonce dans cet état un
relâchement vicieux, une vappidité des sucs ;
tout indique les fortifiants, les atténuants,
tandis que dans l'autre tout prouve la sécheresse, la rigidité, la tension, l'âcreté
de la masse humorale, & demande des
relâchants, des délayants & des édulco-
rants.

Qu'aux malades de cette dernière es-
pèce on prescrive les délayants & les bains,
on agit conformément à leurs besoins ;
mais si, comme on a coutume de le faire,
on emploie pour les autres le régime re-
lâchant, on augmente nécessairement tous
les accidents. Le petit-lait, les bouillons
de poulet, l'eau de veau, les bains, relâ-
chent l'estomac, énervent les sucs digestifs ;
en les étendant dans ces boissons, on
enlève le peu de force qui restoit au système
des vaisseaux, lesquels ne presseront plus
assez les liquides pour opérer leur assimi-
lation ; on diminue de plus en plus la
transpiration, sous le spécieux prétexte
d'adoucir une lymphe âcre, de diminuer
la sécheresse des nerfs, & d'emporter des
obstructions que l'on regarde comme le

principe de cette maladie. Lorfque furpris
du peu de réuffite , on infifte fur ces moyens ,
on caufe au malade plus de maux que le
mal ne lui en auroit fait , s'il avoit été affez
fage pour s'abandonner aux foins de la
nature. Ce dernier cas eft prefque celui
de tous les vaporeux , & principalement
des perfonnes du fexe : le fiége de leur
maladie eft dans l'eftomac ; de mauvaifes
digeftions, le défaut d'affimilation des fucs ,
l'excellente nourriture , le régime augmentent leur mauvais état , & dérange leur tranfpiration. On ne ceffe de leur prefcrire les
bouillons de poulet, le petit-lait , les bains
tiédes ; cette méthode trouble de plus en
plus les fonctions de l'eftomac , relâche les
folides trop affoiblis , délaye des fluides
que le défaut de réaction des folides laiffe
fans confiftance : on augmente tous les accidents. Une vie fobre , des aliments légers, peu d'application , de l'exercice , des
frictions féches fuffiroient pour établir un
mieux.

S'il étoit néceffaire d'appuyer ces remar-
ques par l'autorité des auteurs célébres , je
dirois, écoutez ce que dit Baglivi , *fol.* 149 :
» *Qui laborant animi pathemate, corripi folent*
» *potiffimùm morbis ventriculi , ut inter cæ-*
» *teros obfervamus in mærentibus, qui con-*
» *queruntur primò de languore ventriculi ,*

D ij

» *mox de inappetentiâ, oris amaritie, siti,*
» *circa horas matutinas, cruditatibus acidis,*
» *& nidorosis flatibus, & tensionibus hypo-*
» *chondriorum, quam ob rem monet medicos,*
» *ut in morbis ab animi pathemate prospi-*
» *ciant, præ cæteris, ventriculo.*

* Van Helmont, voyant combien les mauvaises digestions influent sur l'état de l'esprit, & combien les passions troublent les fonctions de l'estomac, avoit placé le siége de l'ame sensitive dans ce viscére.

Si Baglivi ne paroît pas avoir apperçu combien le vice de la transpiration influoit sur l'état vaporeux, on voit que ce célébre médecin n'a point méconnu la véritable source de cette maladie : il invite à examiner l'état de l'estomac de ceux qui ont des chagrins ; il place dans ce viscére, la cause de la mélancolie ; il veut que l'on s'occupe à corriger cette mauvaise disposition.

Il est certain que toutes les fois que la digestion est retardée, soit par un vice de l'organe, soit par la qualité & la quantité des aliments, la transpiration est diminuée, le corps est souffrant. A l'égard des bains, m. Pomme s'appuie, dans son traité des

---

‡ Voyez ce qu'il dit dans son traité de l'ame, fol. 564.

vapeurs, *fol.* 305, de l'aphorifme de Keill, qui dit : » *A balneo aquæ tepidæ, perfpira-* » *tio unius horæ, ad fefqui libram affurgit,* » *nec fubfequentium horarum perfpiratio à* » *præcedente evacuatione inhibetur.*

Il rapporte enfuite l'aphorifme 21 : » *Ca-* » *lore, motu & exercitio, unciæ duæ, vel* » *tres, interdùm quatuor perfpiratione, fpa-* » *tio unius horæ, expelluntur.*

Puis l'aphorifme 22 : » *Quantò major eft* » *perfpiratio, motu aut exercitio elicita, tantò* » *minor eft per fubfequentes horas corpore* » *quiefcente.*

» D'où il fuit évidemment, affure m. » Pomme, que rien ne favorife tant la » tranfpiration que le bain, puifqu'il n'en » empêche pas la continuation, comme le » mouvement, la chaleur, l'exercice ».

M. Pomme n'a pas répété les expérien-ces de Keill. Monfieur Keill a conclu d'un feul bain fur un homme bien portant. Je puis certifier qu'il n'y a jamais dans un va-poreux une fomme de matiére tranfpirable affez bien préparée, pour que le malade puiffe en perdre huit onces par heure, & que les heures fuivantes elle ne foit pas diminuée. Je me fuis baigné dans l'eau agréablement tiéde, jamais je n'y ai ob-fervé une pareille diminution. Si m. Pomme s'étoit reffouvenu qu'il prefcrivoit des bains de dix ou douze heures, & quelquefois plus, il auroit compris qu'il étoit impofſible qu'aucun homme, même le mieux portant, pût ſupporter une dépenſe de huit onces par heure, par la tranſpiration; il eût été effrayé de l'état où il auroit dû mettre ſes malades; il ſeroit convenu que, s'il eſt quelquefois eſſentiel de mettre l'organe qui ſépare la matiére tranſpirable dans une diſpoſition capable d'en favoriſer l'excrétion, il eſt toujours plus à propos de s'occuper à fortifier celui qui la prépare.

Quant à l'aphoriſme, qui dit que l'exercice & la chaleur augmentent la tranſpiration de deux ou trois onces par heure, & qu'elle eſt diminuée les heures ſuivantes, m. Pomme me permettra de lui obſerver, que Keill n'a entendu parler que d'un travail forcé, d'un exercice violent qui détermine l'évacuation des matiéres crues qui fatiguent & épuiſent le corps; mais un exercice modéré, pris à pied ou à cheval, n'occaſionne pas une ſemblable perte; il ne fait dériver à la peau que les humeurs préparées, dont la coction eſt achevée; & le corps ne peut qu'y gagner. Il eſt donc certain que l'exercice eſt un des remédes curatifs, qu'il ne faut pas négliger dans cette indiſpoſition; il eſt fort au-deſſus du bain, qui ne peut ſouvent diſpoſer à l'éva-

cuation des matiéres affimilées, qu'en épui-
fant la machine. L'exercice, au contraire,
favorife la fortie de la tranfpiration, &
fortifie en même temps les organes pré-
paratoires. Voilà fans doute, pourquoi les
hommes & les femmes, dont la vie eft
laborieufe & active, ne font point fujets
à cette maladie; pourquoi les peuples des
pays chauds paroiffent plus portés à la mélancolie que les autres; pourquoi, enfin,
ceux de nos provinces, font plus fatigués
pendant les grandes chaleurs, qu'en aucun
autre temps. Il femble que ce dernier fait
eft contraire à ce que je veux dire, & que
le corps étant toujours baigné de fueur,
on ne peut pas foupçonner un vice de
tranfpiration. Mais fi l'on fait attention
que la chaleur relâche tous les folides,
que les digeftions en font néceffairement
retardées, qu'il aborde à la peau une quantité de matiéres crues, & que cette fueur
énerve le corps; on comprendra que c'eft
l'inftant de redoubler la févérité du régime, & qu'il ne faut préfenter à l'eftomac
qu'une fomme d'aliments conforme à l'é-
tat de foibleffe où la chaleur réduit tous
les organes.

Je fçais que les deux états, que je viens
de décrire, font féparés par quelques nuances; mais, en général, les vaporeux font

plus près du second que du premier. Toutes les fois que les malades conserveront un peu d'embonpoint, qu'ils seront sujets aux aigreurs, & à quelques dévoiements muqueux & glaireux, on ne les rétablira que par l'usage des doux stomachiques, des légers fortifiants, par l'exercice & par la sobriété.

Si l'état approche plus du premier, l'on aura le plus grand succès d'un traitement mixte.

Telle est, monsieur, ma maniére d'envisager cette maladie, & le jugement que je porte des délayants pris avec indiscrétion. Mon expérience journaliére me confirme dans mes principes. J'espére que vous serez bientôt rétabli : le succès, que vous commencez à éprouver de ma méthode, portera la conviction dans votre esprit.

Je vous démontrerai, dans ma première lettre, que ceux qui jouissent d'une bonne santé, peuvent aisément contracter cette maladie : je vous rapporterai deux observations très concluantes. Je souhaiterois bien que mes occupations me permissent d'être plus exact à répondre à la confiance que vous me témoignez.

J'ai l'honneur d'être, &c.

LETTRE X.

Monsieur,

Les personnes les mieux portantes ne font pas fort éloignées de cette délicatesse, de cette irritabilité du genre nerveux, assignées pour principes de la maladie.

Je suis persuadé que l'homme le plus robuste, & le mieux constitué, aura tous les accidents vaporeux, aussi-tôt que quelque cause, même légére, dérangera la transpiration. Si chacun se rapeloit ce qu'il a éprouvé à la suite d'un grand repas ; que la digestion a été pénible, qu'il a eu le corps lourd, l'esprit apesanti, qu'il n'avoit aucune aptitude aux occupations qui exigent quelques réflexions ; qu'il n'a pu, ni penser, ni s'appliquer avec la même aisance ; qu'il a été opressé, qu'il a eu des vents, & la tête lourde ; que son sommeil a été inquiet, que son corps, à son réveil, a été plus fatigué que réparé ; il conviendroit qu'il a eu tous les accidents du vaporeux.

Il suffit donc que la digestion, qui est le principe d'une excellente transpiration, se dérange, pour qu'à l'instant, & par cette seule cause, le sujet dont la constitution est la plus forte, & paroît la moins disposée aux maladies nerveuses, contracte cette mobilité, cette irritabilité du systême nerveux, que l'on regarde comme la source de la maladie.

Quel effet ne doit donc pas en ressentir l'homme foible, qui ne diffère du fort, que parce qu'il digère habituellement mal, & que la transpiration porte un caractére particulier d'âcreté. Que cette humeur âcre agisse sur les nerfs de l'homme fort, comme elle agit sur ceux du vaporeux, elle produira tous les accidents de foiblesse & de pusillanimité. Il ne restera de remédes curatifs pour l'un & l'autre, que ceux qui seront capables de rétablir les digestions; je ne connois pas de meilleurs antispasmodiques. On objectera que cette suite de mauvaises digestions annonce la délicatesse & la mobilité du genre nerveux, & que c'est cette délicatesse, cette mobilité qui font la première cause de la maladie. Je répondrai que l'expérience m'a appris que cinquante onces d'aliments liquides ou solides, pris avec choix pour ma nourriture, diminuent cette irritabilité au point, qu'en continuant mon régime plufieurs jours de fuite, avec févérité, j'ai fait difparoître la mobilité du genre nerveux, & que j'ai acquis la fermeté, l'égalité du caractére dont jouit l'homme bien portant. Vous voyez, monfieur, que perfonne n'eft fort éloigné de cette irritabilité de la fibre, & qu'il ne manque à l'homme le mieux conftitué, qu'une tranfpiration diminuée par de mauvaifes digeftions, pour devenir inquiet, timide & tremblant, comme le vaporeux le plus décidé.

Deux exemples me fortifient dans cette idée. Un militaire, qui avoit fait la derniere guerre avec diftinction, qui avoit couru tous les hafards avec tranquillité, fupporté les fatigues de fon état, fans que fa fanté en parût altérée, revint après la paix dans fa famille, & fe répandit dans les fociétés. Il confervoit fon embonpoint, & fe livroit au plaifir fans excès ; il avoit même l'attention de ne pas paffer les nuits. Le repos feul, qui prit la place d'une vie active, dérangea fon eftomac ; il eut quelques mal-aifes ; il devint inquiet ; il fe purgea : fa fanté ne fut pas meilleure. Au bout de deux mois, je le trouvai en proie aux craintes, aux foibleffes, redoutant tout ; & cet homme, que les dangers les plus imminents n'avoient pas intimidé, étoit auſſi tremblant que la femme la plus puſillanime. Je ne pouvois pas lui perſuader qu'après avoir ſuffiſamment mangé , il étoit aſſez fort pour quitter ſa chambre ; il m'aſſuroit que les jambes ſe déroboient ſous lui , qu'il avoit des étourdiſſements , & qu'en ſortant il s'expoſoit à s'évanouir. Une vie ſobre, des aliments choiſis , quelques doux ſtomachiques , de l'exercice, compoſérent tout ſon traitement , & il guérit.

Un négociant , né fort & robuſte , appliqué dès l'enfance à un genre d'affaires qui exigeoit des voyages & une vie active, avoit joui juſqu'à quarante ans d'une ſanté parfaite ; mais arrivé à cet âge, & content de ſa fortune , il quitte ſon commerce pour jouir tranquillement du fruit de ſon induſtrie. Son goût le porta à la culture de pluſieurs domaines conſidérables qu'il avoit acquis ; & il goûta , pendant deux ans, tout le bonheur qu'il avoit eſpéré de trouver dans ſa retraite ; il mangeoit , ſans choix, les aliments que l'on trouve à la campagne , & pendant aſſez long-temps il conſerva une ſanté excellente : mais peu à peu ſon eſtomac ſe remplit de vents, les ſelles furent plus fréquentes ; la triſteſſe ſuccéda à la gaieté naturelle ; il commença par ſe traiter lui-même : mais n'ayant eu aucun ſuccès, il me conſulta. Je changeai

fon traitement ; la fibre me parut roide ;
j'eſſayai le petit-lait ; les digeſtions reſté-
rent difficiles ; il eut quelques aigreurs ;
j'employai les fortifiants ; je réglai la quantité & la qualité des aliments : au bout de
peu de temps , mon malade ne fut plus
le même, la gaieté & la tranquillité repa-
rurent , ſon ſéjour, qui le moment d'auparavant lui avoit paru une demeure affreu-
ſe , fut pour lui un aſyle enchanté.

Ces deux obſervations me paroiſſent capables de convaincre qu'une diminution
habituelle de la tranſpiration peut faire
contracter promptement les maladies hypocondriaques & hyſtériques , même aux
hommes les plus robuſtes. Je vois tous les
jours nos cultivateurs livrés , par état, à
une vie laborieuſe , menacés d'être attaqués de cette maladie, lorſque les mauvais
temps , ou la longueur des hivers les for-
cent de ſuſpendre leurs travaux ordinaires.
Je leur ai cent fois oui dire, que dans ces
moments d'oiſiveté forcée , ils ſont ſou-
cieux , triſtes, ont moins d'appétit, ſymptômes d'hypocondriaciſme commençant.
Si le travail, qui anime & perfectionne les
digeſtions, ne venoit à leur ſecours , ils
ſeroient tourmentés des mêmes mal-aiſes
que l'homme brillant de la ville. Leurs fibres fortes , leurs corps endurcis n'éloigne-

roient qu'un inftant les foibleffes & la pufillanimité. Un de ces hommes, des plus
vigoureux, avec lequel je caufois, me dit
un jour (ce font les expreffions) je fens
mieux mon tranquille en travaillant.

L'imperfection plus ou moins grande de
la tranfpiration ; telle eft la fource des vapeurs. Vous avez vu, par les deux obfervations rapportées plus haut, qu'un militaire, élevé au milieu du tumulte des armes & des alarmes de la guerre, qui avoit
été expofé aux excès du froid & de la chaleur, qui avoit fouffert l'inclémence des
faifons, contracta, en moins de quatre
mois, une fibre auffi irritable qu'une femme,
& qu'un négociant eut le même fort.

Il eft évident que la caufe de cette maladie, dans ces deux individus, doit être
attribuée au trop grand repos qui fuccéda à
une vie très active. Vous avez vu encore,
que la cure de ces deux malades n'a été
opérée que par la tempérance, & par les
fortifiants. On me dira peut-être, vous prenez l'effet pour la caufe ; c'eft le fpafme
qui fupprime la tranfpiration ; & chez
l'homme que les affections de l'ame ont
rendu vaporeux, il fe manifefte avant que
l'humeur tranfpirable puiffe être retenue,
& c'eft lui qui en gêne l'évacuation : d'ailleurs, ce que vous avancez peut n'être vrai

que relativement à vous, & vous concluez du particulier au général.

À cette objection je répondrai : le vent du midi retarde plus ou moins, dans tous les individus, la fecrétion de l'humeur tranfpirable. On eft plus engourdi & moins appliqué dans les temps d'orage & de tonnerre; & toutes les fois que j'ai reconnu, par la balance, qu'il y avoit augmentation des évacuations fenfibles, mon exiftence étoit plus douloureufe. De plus, ayant eu la précaution de faire conferver toutes les matiéres que rendoient pendant ces moments-là, les malades confiés à mes foins; & comparant enfuite les produits avec la quantité des aliments qu'ils prenoient; j'ai conftamment reconnu que toutes les fois que les fecrétions fenfibles furpaffoient la tranfpiration, ils étoient fouffrants comme moi. Je fuis donc fondé à conclure que la même caufe agit fur tous avec la même énergie.

Dans les paffions & dans l'effroi, le fpafme paroît le premier ; il eft entretenu, prolongé, augmenté par l'humeur tranfpirable, qui devient âcre lorfqu'elle eft retenue. En admettant cette opinion, il eft facile d'expliquer ces changements alternatifs de mal-être, & de tranquillité qu'éprouvent les vaporeux, ces matinées paf-

fées dans le trouble, ces foirées tranquilles,
ou au moins fuportables, ces paffages
fubits de la trifteffe à la joie, qui com-
mencent ou finiffent, fans que l'on ait
apperçu aucune évacuation fenfible qui
puiffe exciter ou faire ceffer le fpafme,
fans qu'on ait remarqué aucun changement
dans la maffe des liqueurs, qui en aient
troublé ou calmé le mouvement. Enfin il eft
évident que la vraie caufe de cette mala-
ladie eft la matiére de la tranfpiration retenue, matiére qui s'échappe continuellement, & dont le retard ou la diminution
porte une altération marquée dans notre
maniére d'exifter. Par cette caufe on rend
aifément raifon des différents dégrés d'inquiétude, de douleur, auxquels font expofés les hyftériques & les hypocondriaques.
Ces degrés fe calculent fur la mobilité des
nerfs, fur la force & la durée de l'impreffion que font les paffions, fur la quantité & la qualité de l'humeur retenue, fur
le temps que le corps, eu égard à l'état
de foibleffe, peut mettre à fe délivrer de
cette furcharge, & fur les circonftances
qui auront concouru à en gêner l'excrétion.
Si c'eft la difpofition d'une atmofphére humide, les mal-êtres feront moins pénibles,
& n'ôteront pas la rectitude des idées,
comme la tranfpiration diminuée par l'excès

de

de l'étude, les paffions, les erreurs dans le régime, & les aliments de difficile digeftion. Je pourrois appuyer ces réflexions de beaucoup de citations, de paffages des meilleurs auteurs ; mais l'influence de cette caufe fur les maladies vaporeufes me paroît fi frappante, que cet étalage d'érudition feroit inutile.

Je dirois donc aux vaporeux qui auroient quelques doutes fur la vérité de ce que j'avance ; ou qui n'étant pas médecins, ne concevroient pas que la tranfpiration feule entraîne habituellement plus d'humeurs que toutes les autres évacuations fenfibles ; ou qui connoiffant peu l'importance de cette fonction, ne croiroient pas qu'elle feule, par fon altération, pût être le principe de tous leurs maux ; je leurs dirois donc, dans le jour où vous aurez l'eftomac le plus libre, le mieux difpofé, l'appétit le meilleur, expofez-vous quelques minutes dans un endroit frais ; ou pendant une matinée froide & humide, habillez-vous plus légérement que vous n'avez coutume de l'être ; ou promenez-vous, les jambes & les pieds nuds fur le pavé de votre chambee ; enfin faites quelque chofe qui puiffe diminuer la tranfpiration ; dans l'inftant, votre eftomac, qui étoit bien difpofé, fe remplira de vents, vous effuierez des

E

douleurs, des mal-êtres. Si cette caufe eft continuée long-temps, vous éprouverez un paroxyfme marqué. Après quelques expériences de ce genre, il ne leur fera probablement plus poffible de douter que, n'ayant rien fait que ce qui peut déranger la tranfpiration, elle feule donne & augmente les vapeurs. Au refte, monfieur, c'eft à l'expérience que j'en apelle ; & l'on verra que, fi je n'ai pas été affez éloquent pour expofer mes idées de maniére à les rendre féduifantes ; j'ai au moins été heureux dans l'application des fecours qui guériffent ou diminuent cette indifpofition.

Je vous donnerai, dans ma premiére lettre, le plan de traitement que j'ai fuivi, & auquel j'ai foumis les malades qui m'ont donné leur confiance.

J'ai l'honneur d'être, &c.

LETTRE XI.

Monsieur,

Le traitement que j'ai suivi, n'étant peut-être que relatif à moi, & aux personnes qui ont été confiées à mes soins, je n'oserai jamais le proposer comme une méthode curative, applicable à tous les cas possibles, à tous les tempéraments sans restriction. Il demande peut-être à être varié par des mains habiles. Les causes particuliéres, les circonstances différentes où peuvent se trouver les personnes du sexe, le temps de la maladie, sa longueur, peuvent établir des différences que je ne m'efforcerai pas de fixer dans un essai qui n'est point le terme que je me propose de mettre à un travail aussi intéressant.

Il m'a suffi de bien établir la cause des maladies vaporeuses, de détruire, ou tout au moins de combattre les idées reçues. Le vice de la transpiration en est évidemment la première cause ; dès-lors chacun, partant de ce point fixe, pourra chercher à rétablir & à perfectionner cette fonction, par les moyens les plus applicables à la conſtitution de leurs malades.

Je ne dirai rien des ſecours que l'on adminiſtre dans l'inſtant des paroxyſmes ; je me ſers des antiſpaſmodiques connus. La pratique m'a appris qu'en variant les applications ordinaires, l'on ſoulage plus promptement & plus ſûrement, ſur-tout lorſqu'on a égard aux parties où ſe porte l'humeur tranſpirable. Je me propoſe de faire un article à part de ces obſervations : vous y ajouterez le degré de confiance qu'elles vous paroîtront mériter.

Reconnoiſſant donc, monſieur, pour principe de cette maladie, le défaut de tranſpiration, ou les dégénéreſcences particuliéres que peuvent contracter les matiéres tranſpirables ; ſachant qu'elles ſe préparent dans l'eſtomac, je commençai par régler mon régime, & faire un choix bien entendu des aliments. Je vous renvoie, pour ces détails, à ma lettre ſur cet objet. Je paſſai à l'uſage des bouillons médicinaux, préparés avec les racines de patience, ou *lapathum*, de chicorée amére, avec les feuilles de fumeterre, de chicorée, de bourache : ces bouillons ont une vertu ſtomachique bien marquée ; ils donnent de l'activité à la bile ; ils corrigent la diſpoſition aux aigreurs ; ils augmentent l'action

de l'eſtomac, & facilitent finguliérement
les digeſtions J'en ai fait uſage pendant
pluſieurs mois, j'ai aſſocié, pluſieurs fois,
à ces bouillons, des pilules ſtomachiques ;
leurs bons effets pourroient peut-être m'au-
toriſer à les regarder comme un ſpécifique
de l'état nerveux ; mais il me paroît pru-
dent de différer cette aſſertion, juſqu'à ce
que des expériences plus multipliées ne
laiſſent pas le plus léger doute ſur leur
efficacité.

Je vais mettre à portée de les répéter.
Il feroit indigne d'un médecin honnête &
ami de l'humanité, d'en faire un ſecret,
& d'imiter ces avides & intéreſſés charla-
tants, qui font payer au poids de l'or des
remédes bizarres, inutiles, ſouvent dangereux, ou des formules qui ne s'accréditent
& ne paroiſſent merveilleuſes, que parce
qu'elles ſont enveloppées du voile du my-
ſtére & de l'iniquité.

Ces pilules ſont compoſées avec l'extrait
de caſcarille, de génépi, la poudre de ca-
ſtoréum, le ſuccin préparé, & la réſine
de kina.

Il n'eſt pas néceſſaire que je marque les
doſes de chaque ingrédient ; elles ſeront in-
diquées par les médecins qu'on conſultera.

Mais on peut auſſi faire uſage de pou-
dres compoſées avec la réſine de kina &

de cafcarille, à parties égales, mêlées avec du fucre, prifes demi-heure avant le dîner & le fouper. On foutient le bien que l'on éprouve de ces deux remédes, par un excellent régime & de l'exercice. S'il arrivoit que l'appétit fût en défaut, la bouche mauvaife, la langue chargée, qu'il y eût enfin des fignes certains de la préfence de quelques mauvais fucs & de faburre dans l'eftomac & les fecondes voies, l'on peut paffer à un purgatif minoratif; mais il faut être très réfervé fur ce fecours. Si l'on s'apperçoit du gonflement des hypocondres, d'une forte de gêne dans le bas-ventre, l'on peut prendre de loin en loin des clyftéres fimples avec une décoction de feuilles de mauve dans laquelle on délaie deux cuillerées de miel cru. L'on aura la plus grande attention de ne jamais abufer de ces deux moyens qui tendent à diminuer la tranfpiration, & ne deviennent utiles que dans le cas d'un amas de quelques mauvais fucs qui gênent les digeftions. J'ai employé quelquefois les bains partiels; ils peuvent contribuer à procurer un léger mieux dans l'inftant des violentes crifpations.

Je terminerai cet article, en vous recommandant, dans le cas de mal-aifes, de gonflements, ou de digeftions laborieufes, l'ufage de quelques taffes d'une infufion théïforme de petite abfinthe des Alpes, connue en médecine fous le nom de génépi. Le bien-être qu'elle procure eft fort au-deffus des éloges que je pourrois en faire.

Je ne me fuis point attaché à donner le traitement méthodique : deux raifons m'en ont empêché ; la premiére, c'eft que j'ai voulu éviter l'abus où l'on tombe depuis quelque temps de répandre des traités dans lefquels on s'efforce d'applanir les difficultés, & de faire croire au public qu'il peut, à l'aide de ce fecours, entreprendre toute forte de traitemens, faifir toutes les indications, tandis qu'il en eft qui embarraffent très fouvent le médecin confommé, qui joint les connoiffances d'une pratique étendue à une théorie lumineufe. La feconde eft, que j'ai été trop fouvent témoin des malheurs qu'occafionnent ces ouvrages éphéméres tant vantés, pour ne pas fauver les regrets que doivent donner ces productions à leurs auteurs. Je fuis dans le préjugé que l'on ne doit jamais fe paffer des confeils d'un praticien inftruit.

La maniére dont s'opére la digeftion, fera le fujet de la premiére lettre que je vous adrefferai. Bien que ce ne foit qu'un extrait de ce que les auteurs ont écrit fur ce fujet, je me perfuade que vous le verrez avec plaifir. En connoiffant mieux les dangers, on devient plus attentif, & on comprend mieux la néceffité de faire un bon choix d'aliments.

J'ai l'honneur d'être, &c.

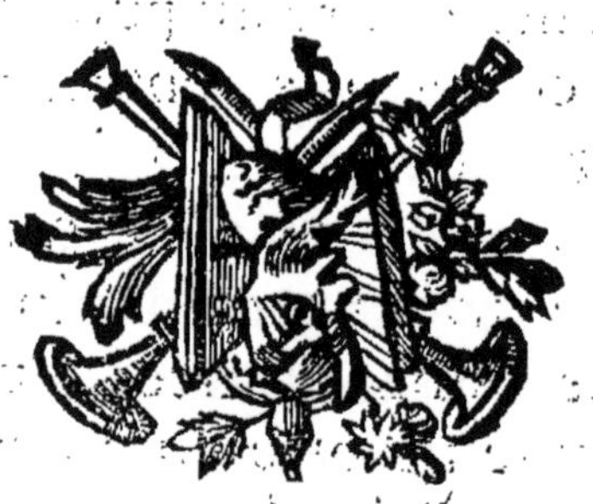

LETTRE XII.

MONSIEUR,

IL n'y a rien dans la structure du corps humain qui soit plus digne de notre admiration que le méchanisme des parties qui contribuent à la coction des aliments, & qui les rendent propres à la nourriture & à l'entretien de notre machine.

Pour en prendre une idée juste, il faut suivre les aliments dans tout le trajet qu'ils parcourent depuis leur entrée dans la bouche, jusqu'aux veines lactées où ils sont reçus & convertis en une liqueur blanche comme le lait, que l'on nomme chyle, le suivre dans les veines, dans son réservoir lombaire, dans le canal thorachique, enfin dans la veine sous-claviére, où ce chyle est mêlé avec le sang, parcourant avec lui les poumons & tout le systême artériel ; ce sont-là les trois époques de la coction des aliments dans notre corps. Il faut que le chyle subisse toutes ces préparations, qu'atténué, brisé, dissous, allié avec des liqueurs déjà animalisées, il soit enfin converti en fang. Daignez, monfieur, jeter un coup d'œil avec moi, fur la maniére dont cette opération s'exécute.

Les aliments reçus dans la bouche font brifés, broyés par les dents, & humectés de la falive ; on les avale, ainfi imbibés ; ils paffent du gofier dans l'eftomac, le long d'un canal dont la furface intérieure eft continuellement humectée par une humeur que les glandes dont il eft tapiffé, fourniffent, & qui les aide à gliffer plus aifément. Arrivés dans l'eftomac, ils y fubiffent une plus grande diffolution, par le concours de diverfes caufes qui y font appropriées : des fucs ou levains les pénétrent & les divifent ; l'air qu'ils renfermoient, en fe développant, les fubtilife ; la chaleur qu'ils trouvent, achéye de les macérer & de les diffoudre ; l'eftomac, par fon mouvement de dilatation & de contraction ; le diaphragme, en s'élevant & s'abaiffant continuellement, caufe une efpéce de trituration, que plufieurs anatomiftes regardent comme très néceffaire à la digeftion ; elle eft encore aidée par l'action comprimante des mufcles du bas-ventre. L'effet de toutes ces caufes réunies, eft tel, qu'au bout de quelque temps, la maffe alimentaire eft pouffée peu à peu dans les inteftins, fous la forme d'une ma-

tiére fluide , épaiſſe , douce , grisâtre ;
cette pâte eſt arroſée de trois différentes
liqueurs qui ſe joignent à elles. La premiére eſt une bile jaune , épaiſſe , fort
amére , qui coule de la véſicule du fiel ;
la ſeconde moins jaunâtre , mais plus abon-
dánte , coule du foie ; la troiſiéme , claire,
douce , ſemblable à la ſalive , eſt fournie
par le pancréas ; cette derniére liqueur
adoucit & achéve de diſſoudre ce qui reſte
d'âcre , d'épais dans la pâte alimentaire.
Les deux biles , d'une nature ſaponacée ,
diſſolvent & atténuent ce qui peut ſe trouver de trop gluant, uniſſent & incorporent
les parties graſſes aux parties aqueuſes,
& rendent le tout plus homogêne , par
leur qualité déterſive & pénétrante ; elles
donnent plus de fluidité au chyle , & facilitent ſon entrée dans les veines lactées :
voilà la premiére coction. La ſeconde commence aux veines lactées , vaiſſeaux d'un
très petit calibre , qui s'ouvrent dans les inteſtins grêles par une multitude innom-
brable de pores imperceptibles qui admet-
tent la partie la plus blanchâtre & la plus
fluide du chyle ; le reſte de la maſſe continue à parcourir les inteſtins ; elle eſt ſans
ceſſe comprimée : la portion du chyle , qui
a échappé à cette premiére abſorption , eſt
repriſe par les mêmes vaiſſeaux qui ta-

piſſent tout le trajet du canal inteſtinal ; enfin la partie fibreuſe des aliments, ainſi dépouillés, continue ſa route, & devient la matiére des ſelles. Les veines laĉtées s'é-chappent de la ſurface des inteſtins ſous toutes ſortes de direĉtion, tantôt droite, tantôt oblique : elles ſe rencontrent en quelques endroits, ſe réuniſſent en d'autres, ſe ſéparent de nouveau, & s'ouvrent dans les vaiſſeaux qui leur ſervent de point de réunion ; elles y forment des angles aigus; elles s'inſérent dans les glandes dont le méſentére eſt couvert, d'où elles ſortent plus groſſes qu'auparavant, plus remplies d'une lymphe ſubtile & fluide. Ailleurs les veines laĉtées coulent ſur le méſentére le long des ramifications artérielles qui y ſerpentent ; elles y ſont ſi contiguës, que le battement de ces artéres contribue, en les preſſant, à faire avancer le chyle dont elles ſont chargées. Après bien des communications, des ſéparations, des ramifi-cations, les veines laĉtées vont ſe déchar-ger dans un réſervoir qui eſt placé entre la plus baſſe portion du diaphragme & la plus haute vertébre des lombes, apelé le réſervoir du chyle. Les veines ont inté-rieurement pluſieurs valvules ou ſoupapes qui s'oppoſent au retour du chyle, dès qu'il eſt parvenu dans le réſervoir. Il aborde auſſi dans le même endroit une quantité prodigieuſe de vaiſſeaux lymphatiques, qui dépoſent une lymphe animaliſée, qui délaie, adoucit ce chyle, le rend plus doux, plus analogue aux ſucs naturels de notre corps, propre à être mêlé avec le ſang, & à fournir à notre nutrition.

De ce réſervoir, le chyle preſſé dans le canal thorachique, tuyau mince, tranſparent & blanchâtre, fort étroit, qui monte perpendiculairement le long de l'épine du dos, depuis les lombes juſqu'à la cinquiéme vertébre, & plus haut, juſqu'à la clavicule, où il ſe courbe, & va s'aboucher dans la veine ſous-claviére, où il a une ouverture par laquelle, au moyen de pluſieurs valvules placées à ſon orifice, qui ralentiſſent la chûte du chyle dans cette veine, il y aborde en petite quantité, ſe mêle au ſang, & confondu avec ce fluide, eſt porté dans le cœur. Ainſi ſe termine le ſecond période de la coction des aliments, depuis la bouche juſqu'à l'eſtomac, & depuis l'eſtomac juſqu'au cœur. Le chyle, dans cette immenſe route, eſt mêlé de toutes parts aux ſubſtances qui compoſent le ſang; ſavoir, la ſalive, le mucus, la bile, l'eau, l'huile & les eſprits. Il eſt pourtant quelques portions ſubtiles & ſpiritueuſes, qui paſſent immédiatement dans le fang, par les veines abforbantes qui tapiffent la bouche, le gofier, l'eftomac & les inteftins. L'exemple de gens foibles, défaillants, qui recouvrent en un inftant leurs forces par un verre de vin, ou de liqueur, l'odeur que fournit fur le champ certaine fubftance aux urines, ne laiffent aucun doute fur cette abforption. La troifiéme modification qu'éprouvent les fubftances qui doivent nous nourrir, commence au moment où le chyle, mêlé avec le fang, eft porté dans le ventricule droit du cœur, d'où il paffe dans les poumons, où s'accomplit la fanguification. L'aliment devenu fang, après avoir fubi diverfes circulations, a perdu & laiffé dans ces routes fes particules onctueufes & nutritives ; tout ce qui n'a pas pu être affimilé, ou que des circulations multipliées ont rendu âcre ou inutile, fe fépare de la maffe, fort par les différents conduits que la nature a préparés, & devient la matiére des évacuations fenfibles.

Vous voilà, monfieur, fuffifamment inftruit fur la maniére dont s'opére la digeftion ; mais comme les bonnes digeftions dépendent du choix des aliments, je me propofe de vous en entretenir dans la lettre fuivante.

J'ai l'honneur d'être, &c.

LETTRE XIII.

Monsieur,

Les aliments, tant liquides que folides, font les matiéres premiéres de la tranfpiration. Parmi le nombre de ceux que la nature nous offre, & que la fenfualité & le luxe des tables ont inventés, il y en a qui n'ont befoin que d'un léger effort, de la part de l'eftomac & des liqueurs digeftives, pour être convertis en notre propre fubftance. Il en eft d'autres, au contraire, dont la digeftion eft difficile & longue. Lors donc qu'on réfléchit que la perfection de la fanté dépend de la perfection de la digeftion, on comprend que le choix des aliments eft de la plus grande importance dans l'affection hypocondriaque ou vaporeufe, qu'il fait la bafe du traitement ; j'ofe même affurer, que fans cette précaution, tous les autres fecours font inutiles.

Comme je vous ai prévenu, monfieur, que j'écrivois principalement d'après ce que j'ai obfervé fur moi-même, vous ne trouverez pas étonnant que je parle du régime que j'ai suivi. Je le fais avec d'autant plus de confiance, qu'en prescrivant le même régime aux malades confiés à mes soins, j'ai obtenu des succès frappants.

Le matin est le moment où la nature a achevé la coction des humeurs, le temps où elle travaille à la dépuration, par les excrétions, & où se fait la transpiration la plus abondante ; il est donc essentiel de ne pas divertir ses forces, en l'obligeant à s'occuper de la digestion d'une quantité considérable d'aliments, & de l'élaboration d'un chyle trop abondant & trop riche.

Ainsi le premier repas doit être composé de trois onces de pain trempé dans une once ou environ de vin de liqueur, comme celui de Malaga, de Rota, de Chérès, d'Alicante ou *lacrima Chrysti* ; on se les procurera les plus naturels qu'il sera possible. Ces vins sont plus substantiels que spiritueux ; ils fortifient & nourrissent sans échauffer. Si l'estomac ne s'accommodoit pas du vin, ce qui est rare, on lui substitueroit un peu de confiture, ou de compote ; cela suffit pour soutenir les forces, & animer la transpiration ; l'estomac au dîner est bien mieux disposé.

J'ai éprouvé que, si l'on prend un potage, ou quelques viandes à déjeûner, ou si l'on reste à jeun, la transpiration est diminuée,

diminuée , & l'eſtomac dérangé le reſte du jour.

Une ſoupe faite avec un bouillon peu ſucculent , bien dégraiſſé , altérée avec quelques plantes ; du mouton , du veau rôti ou bouilli ; des viandes blanches, de la perdrix, des alouetes , des cailles peu graſſes ; une boiſſon moitié eau & vin , doivent compoſer le dîner. Je ne permets que l'une de ces viandes au choix des malades. Le poids de vingt-ſept onces , tant liquide que ſolide, ſuffit. La boiſſon eſt de douze onces , le potage péſe huit onces , le pain quatre onces , la viande trois onces ; en ne prenant rien au-deſſus, on quitte la table, l'eſtomac à l'aiſe , le corps & l'eſprit bien diſpoſés. Comme il ſeroit ennuyeux (ce qui ſeroit peut-être le mieux cependant) de peſer les aliments à chaque repas, on reconnoîtra que l'on eſt au terme convenable , lorſqu'après le dîner on n'éprouvera aucun engourdiſſement , & que l'on ſe ſentira de l'aptitude à remplir ſes occupations ordinaires.

Le goûter conſiſte dans trois échaudés, eſpéce de pâtiſſerie ſéche de notre province, (trois péſent deux onces ſix gros) un verre moitié eau & vin , quelques compotes , ou des fruits cuits, avec un peu de pain.

Au ſouper , les mêmes aliments qu'au

dîner, en les variant fuivant le goût des malades, feulement au poids de vingt onces fans potage. Avec ce régime, la nuit eft paifible ; au réveil le corps eft réparé, & repofé, & la tranfpiration bien préparée. Dans tous les temps j'interdis le deffert, quel qu'il foit. Le mélange des aliments les plus aifés à digérer, retarde la digeftion, & nuit particuliérement aux vaporeux.

Ce régime paroîtra rigoureux à ceux auxquels l'habitude de s'affeoir à des tables bien fervies, rend toutes les privations pénibles ; mais rien ne devroit coûter à des êtres raifonnables, pour acquérir la fanté, fe procurer la tranquillité de l'ame, fe délivrer de l'ennui & des mal-aifes qui les affiégent continuellement.

Les légumes apprêtés au jus, ou au maigre, les poiffons, les fruits cruds incommodent dans tous les temps, & rempliffent de vents, rendent les digeftions tardives, dérangent la tranfpiration ; c'eft d'après beaucoup d'effais fur moi & fur différents malades qui fe trouvoient dans des difpofitions différentes, que je me fuis affuré que les légumes doivent être interdits. Les farineux, de quelque qualité qu'ils foient, fous quelque forme qu'on les apprête, exigent trop d'action de la part de l'eftomac pour être convertis en bon chyle ; ces fubſtances tournent aiſément à l'aigre , & ne conviennent point dans cette maladie.

Le petit-lait, qui eſt le reméde familier & célébré dans cette affection , affoiblit l'eſtomac , énerve les ſucs digeſtifs , fait dériver l'humeur de la tranſpiration du côté des urines , procure des aigreurs , & ôte l'appétit. Peu de malades peuvent le ſupporter. Ceux dont l'eſtomac n'en eſt pas fatigué , ſe trouvent plus mal après ſon uſage ; il eſt applicable dans peu de cas.

Je ne dis rien du café , des liqueurs , du chocolat ; tout le monde ſait que ces boiſ-ſons ne conviennent à perſonne , qu'elles irritent ſans fortifier.

Un auteur, dont je reſpecte & admire les talens , conſeille les légumes , défend le vin. J'ai lu ſon ouvrage : les raiſons , qu'il aporte contre l'uſage de cette liqueur , m'ont paru déciſives. Je me ſuis donc mis à l'eau ; j'éprouvai des incommodités dont je rejetai la cauſe ſur le changement de régime. J'inſiſtai néanmoins pendant deux mois ; je m'affoibliſſois ſenſiblement ; je ne digérois plus qu'avec peine ; mon eſto-mac ne deſiroit rien ; j'abandonnai l'eau , je me remis au vin. Au bout de trois ſe-maines , je me retrouvai dans l'état où j'é-tois lorſque je l'avois quitté. Pris modéré-ment, le vin eſt un excellent cordial , il

fortifie l'eftomac & tous les vifcéres, faci-
lite la digeftion & la tranfpiration : fon
ufage convient à tous les vaporeux qui con-
fervent un peu d'embonpoint.

Il me refteroit à parler du lait, aliment
qui approche plus qu'aucun autre des qualités du chyle. Plufieurs praticiens en re-
doutent l'ufage dans les maux de nerfs ;
Sydenham , cependant , le confeilloit ,
toutes les fois qu'il ne pouvoit pas placer
les préparations de mars ; je l'ai fait prendre avec avantage, mais je n'en ai pas affez
d'exemples pour ofer le prefcrire. Je crois
que toutes les fois qu'il ne répugne point
aux malades , & qu'il n'occafionne aucun
accident, on peut le permettre & en attendre de bons effets. J'efpére que dans peu
je ferai en état d'affigner le degré de confiance qu'on peut lui accorder. Je ferai fuccéder à cet article du régime , les détails
que vous me demandez fur l'exercice & le
fommeil.

J'ai l'honneur d'être, &c.

LETTRE XIV.

MONSIEUR,

TOUT est lié dans notre frêle, mais admirable machine. Le choix des aliments décide une bonne transpiration : mais l'on sait que le choix le mieux fait ne suffit pas seul ; il faut encore une certaine disposition de la part de notre estomac & de nos viscéres ; rien ne la procure mieux qu'un exercice modéré qui, en donnant aux muscles des contractions alternatives, exerce sur les solides une pression qui réagit sur les fluides : ceux-ci réagissent à leur tour, & sont, à chaque seconde, éloignés de leur point de contact. La circulation, augmentée dans toutes les parties de la machine, soumet toutes les humeurs au même mouvement qui peut seul donner à leurs globules la configuration dont elles ont besoin pour pénétrer les différentes féries de vaisseaux qu'ils doivent parcourir ; séparer, diviser ce qui ne peut pas être assimilé, ou ce qui est devenu inutile ;

procurer aux humeurs la ténuité néceffaire pour paffer par les pores. Parmi le nombre des exercices utiles que l'on peut indiquer, il en eft qui doivent être pris à la campagne, les autres fous le toit. Chacun pourra faire le choix qui fera le plus convenable à fon goût & à fes occupations, fe reffouvenant que dans aucun temps ils ne doivent point être portés jufqu'à mettre le corps en fueur, ce qui détermineroit l'évacuation d'une quantité de matiéres crues, fatigueroit, épuiferoit le malade. La matinée eft le moment de la plus grande tranfpiration ; un fommeil paifible a opéré la coction des humeurs ; c'eft l'inftant d'exercer le corps. La promenade à cheval, eft de tous les mouvements que l'on peut fe donner, le plus utile. Tous les vifcéres de l'abdomen font fufpendus ; ils éprouvent de légers frotements, un air pur agit à chaque inftant fur les poumons ; toutes ces caufes réunies excitent des changements incroyables. Il faut feulement avoir l'attention de monter à cheval le matin à jeun, & le foir fur les cinq à fix heures, lorfque la digeftion eft fort avancée ; les fecouffes du cheval, quelque douce que foit fon allure, dérangent la digeftion des perfonnes foibles. Après l'exercice du cheval, qui de tous eſt le plus ſain & le plus utile, viennent les promenades à pied, faites dans des endroits agréables, particuliérement du côté des montagnes ; les petits voyages dans une voiture bien ſuſpendue & découverte. Ceux qui feront trop foibles pour ſoutenir les premiers exercices, peuvent y ſuppléer par de petites courſes ſur une riviére paiſible ; le bon air qu'ils reſpireront, les mouvements doux du bateau augmenteront la tranſpiration, leur donneront de l'appétit & de la gaieté. Il y a encore les armes, la danſe modérée, le volant, le billard ; en variant ces exercices, chacun ſelon ſon goût, & en les ſuivant pendant pluſieurs mois avec exactitude, ils fortifieront les digeſtions & la tranſpiration.

Vous venez de voir, monſieur, les différents genres d'exercice qui conviennent aux vaporeux ; je n'ai plus que quelques courtes réflexions à vous expoſer ſur le ſommeil & ſur la veille, avant que de finir ma lettre.

Un ſommeil paiſible favoriſe la tranſpiration, répare les forces & les eſprits vitaux, que l'exercice & les veilles ont diſſipés. Les perſonnes attaquées de maux de nerfs, ne doivent rien négliger pour se le procurer bon. Les chofes qui m'ont toujours paru effentielles, font, un fouper fait d'aliments de facile digeftion ; de fe coucher à dix heures, & de fe lever à fix heures du matin ; d'avoir les pieds chauds en entrant au lit, de le chauffer en hiver, ou de fe faire mettre aux pieds une boule d'étain remplie d'eau tiéde, d'occuper un appartement fec & vafte, bien aéré, d'être bien couvert en été & en hiver ; de fe lever au premier réveil. Sanctorius dit que la chaleur du lit augmente la tranfpiration. L'expérience m'a appris qu'une fois éveillé, fi l'on fe tient au lit fans changer de place, la tranfpiration fe fait moins bien qu'en fe levant, même en hiver. J'invite à quitter le lit au premier réveil, quand ce feroit à quatre heures du matin ; fi le malade étoit foible, il fe coucheroit dans la matinée une heure ou deux. Le fecond repos dérange moins la tranfpiration, & fortifie le corps.

Les perfonnes, qui tiennent à leurs habitudes, affurent qu'il eft indifférent de fe coucher à minuit, en paffant jufqu'à huit heures au lit ; elles croient qu'en fe repofant huit heures, elles fe trouvent de pair avec celles qui fe font couchées à dix heures,

& levées à fix. La nature a fixé le temps du repos ; toutes les fois que nous nous en écartons , elle nous laiffe raifonner , & nous payons notre intempérance par le mal-aifes & les incommodités.

Le corps eft léger après une bonne nuit, foit à caufe des nouvelles forces que l'on a acquifes , foit à raifon de l'évacuation de l'humeur tranfpirable. Un vent frais du midi, empêche plus la tranfpiration , qu'un temps froid ; ce qui fait que je con-feille de fe tenir couvert en été & en hiver. Le fimple changement de lit diminue la tran-fpiration ; les chofes auxquelles nous ne fommes pas accoutumés , nous conviennent rarement. On eft fûr que la tranfpiration s'eft bien faite pendant la nuit, lorfqu'au ré-veil on a l'efprit net, & le corps agile. Si l'on paffe plus de huit heures au lit, l'on diminue la tranfpiration , le corps eft froid, lourd , l'eftomac eft mal difpofé.

Je crois , monfieur , par tous les détails dans lefquels je viens d'entrer , avoir rem-pli la promeffe que je vous avois faite. Il me refte à defirer que vous m'ayez lu avec l'indulgence que mérite mon intention à vous être utile. Mais pour vous mettre à portée de juger par vous-même du rapport que les faits que j'ai obſervés ont avec les conſeils que je me ſuis hazardé de vous donner , je vous envoie le journal de l'état du corps.

J'ai l'honneur d'être , &c.

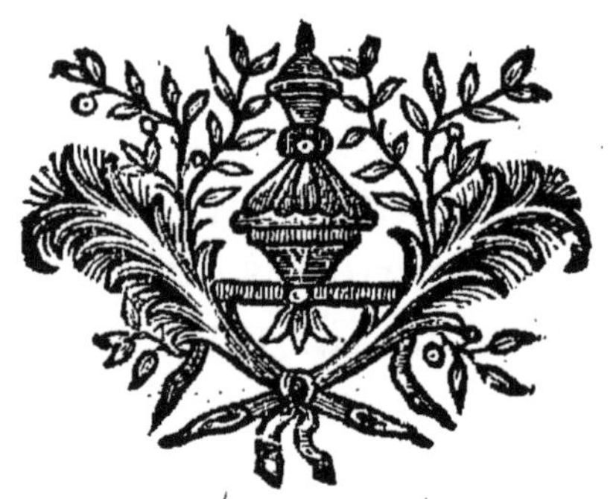

EXTRAIT

DU JOURNAL

Que j'ai tenu de l'état du corps à raison de la perfection de la transpiration, & de la température de l'air, commencé le 30 mars 1776.

	HAUTEUR DU BAROMÉTRE.	
	Pouces.	Lignes.

Dimanche 30 mars.

A dix heures du soir, je pése 112 livres 12 onces.

Lundi 31 mars.

A huit heures du matin, je pése 110 livres, 10 onces, ce qui a opéré une diminution de 34 onces dans la nuit; j'ai eu de secrétions sensibles 20 onces; reste pour l'insensible transpiration, 14 onces; mal-aise.

27. | 3.

Pluie.

A midi, je pése 110 livres, 8 onces; j'ai mangé ou bu à mon déjeûner 9 onces & demie; dans la matinée j'ai eu, depuis huit heures

27. | 6.

Variable.

jufqu'à midi, de fecrétions fenfibles, 4 onces; refte pour l'infenfible tranfpiration, 7 onces & demie; plus à mon aife.

J'ai mangé ou bu à mon dîner 26 onces, ce qui a porté mon poids à 112 livres, 2 onces.

J'ai pris des aliments folides & liquides pour mon goûter & mon fouper, au poids de 27 onces, ce qui devoit porter mon poids à 113 livres, 13 onces.

Je péfe à dix heures du foir 112 livres, 6 onces, ce qui établit une perte, dans l'après-midi, de 23 onces. J'ai eu de fecrétion fenfible, 15 onces & demie; refte pour l'infenfible tranfpiration, 7 onces & demie; mal à l'aife tout le foir.

A dix heures du foir je péfe 112 livres, 6 onces.

Mardi 1 *avril.*

A huit heures & demie du matin je péfe 110 livres, 5 onces, ce qui forme une perte de 33 onces pour la nuit. J'ai eu de fecrétions fenfibles 20 onces; refte pour l'infenfible tranfpiration, 13 onces; mal à l'aife. J'ai mangé ou bu à mon déjeûner 8 onces, ce qui devroit

HAUTEUR DU BAROMÉTRE.	
Pouces.	Lignes.
27.	6.
27.	6.

porter mon poids à 110 livres, 13 onces.

A midi, je péfe 110 livres, 3 onces, ce qui forme une diminution de 10 onces de poids; dans la matinée j'ai eu de fecrétions fenfibles, 5 onces; infenfible tranfpiration, 5 onces; mal à l'aife.

Après dîner je péfe 111 livres, 7 onces, ayant mangé ou.bu à mon dîner le poids de 20 onces; à mon goûter & fouper, en réuniffant les deux repas, j'ai pris des aliments liquides ou folides au poids de 23 onces, 5 gros, ce qui devoit porter mon poids à 112 livres 14 onces 5 gros.

Je péfe, à dix heures du foir, 111 livres, 13 onces, ce qui forme une perte, depuis midi jufqu'à 10 heures du foir, de 17 onces; j'ai eu dans cet intervalle, de fecrétions fenfibles 12 onces, 2 gros; refte pour l'infenfible tranfpiration 4 onces 3 gros; fort mal à mon aife.

A 10 heures du foir je péfe 111 livres, 13 onces.

Mercredi 2 avril.

A 8 heures & demie du matin, je péfe 100 livres, 12 onces &

HAUTEUR DU BAROMÉTRE.	
Pouces.	Lignes.
Variable.	
27.	3.
Pluie.	

demie, ce qui forme une perte de 32 onces & demie pour la nuit. J'ai eu de fecrétions fenfibles 16 onces & demie ; refte pour l'infenfible tranfpiration , 16 onces ; un peu moins fatigué que la nuit précédente. J'ai bu ou mangé à mon déjeûner 8 onces & demie, ce qui devoit porter mon poids à 110 livres, 5 onces & demie.

Je péfe à midi 109 livres, 10 onces, ce qui établit une perte de 11 onces & demie pour la matinée. J'ai eu de fecrétions fenfibles 5 5 onces, 5 gros ; pour l'infenfible tranfpiration 5 onces, 7 gros ; un peu moins mal à mon aife.

Avant dîner je péfe 109 livres, 10 onces, après dîner 110 livres, 11 onces, ayant bu ou mangé à mon goûter, 6 onces, 7 gros, bu ou mangé à mon fouper, 13 onces ; toutes ces chofes réunies doivent porter mon poids à 112 livres, 7 gros.

A dix heures du foir je péfe 110 livres, 13 onces, ce qui opére une diminution de 19 onces, 7 gros, depuis midi jufqu'à dix heures du foir ; j'ai eu, dans cet intervalle, de fecrétions fenfibles 14 onces, refte pour l'infenfible tranfpiration ,

HAUTEUR DU BAROMÉTRE.	
Pouces.	Lignes.
27.	13.
Pluie.	

<table>
<tr><td>

5 onces, 7 gros ; fort mal à mon aife, & j'ai mal digéré.

À 10 heures du foir je pefois 110 livres, 13 onces ; j'ai bu, après être pefé, une taffe de thé qui étoit du poids de 5 onces & demie, ce qui devoit porter mon poids à 111 livres, 2 onces & demie.

</td><td>

HAUTEUR DU BAROMÉTRE.

Pouces. | Lignes.

</td></tr>
</table>

Jeudi 3 avril.

À 7 heures du matin je péfe 109 livres, 10 onces, ce qui forme une diminution de 24 onces pour la nuit. J'ai peu dormi, & d'un fommeil agité ; je me fuis levé trifte, j'ai eu de fécrétions fenfibles 13 onces, 2 gros ; refte pour l'infenfible tranfpiration, 9 onces & demie. J'ai mangé ou bu à mon déjeûner 8 onces, 7 gros, ce qui porte mon poids à 110 livres, 7 gros.

Je péfe à midi 109 livres, 6 onces, ce qui opére pour la matinée une diminution de 12 onces, 7 gros. J'ai eu de fecrétions fenfibles 7 onces, refte pour l'infenfible tranfpiration 5 onces, 7 gros ; j'ai mal paffé la matinée.

A midi je péfe 109 livres, 6 gros. J'ai mangé ou bu à mon dîner 23 onces, ce qui porte mon poids à 110 livres, 13 onces : mon goûter

| 27. | 0. |

	HAUTEUR *DU* BAROMÉTRE.	
	Pouces.	Lignes.

& mon souper ont été composés de 24 onces & demie, tant liquides que solides, ce qui devoit porter mon poids à 112 livres, 5 onces & demie.

Je pése, à dix heures du soir, 110 livres, 10 onces, ce qui opére dans l'après-midi une diminution de 27 onces & demie. J'ai eu, dans cet intervalle, de secrétions sensibles 18 onces; l'insensible transpiration se trouve réduite à 9 onces & demie; fort mal à mon aise. *Grande pluie.*

A 10 heures du soir je pése 110 livres 5 onces, ce qui opére pour la nuit une diminution de 21 onces. J'ai dormi, mais d'un sommeil inquiet. J'ai eu de secrétions sensibles 12 onces 2 gros; reste pour l'insensible transpiration 8 onces 6 gros. 27. 1 3. *Pluie.*

Vendredi 4 avril.

A sept heures du matin je pése 109 livres 5 onces; j'ai mangé ou bu à mon déjeûner 8 onces & demie, ce qui devoit porter mon poids à 109 livres 13 onces & demie. 27. 1. 6.

A midi je pése 109 livres, 1 once, ce qui donne une diminution de 12 onces & demie pour la matinée; j'ai eu de secrétions sensibles 4 onces 1 gros, reste pour l'insensible transpi- *Variable.*

ration

ration 8 onces, 3 gros. J'ai été tranquille, & à dîner j'avois de l'appétit.

Après dîner je pèse 110 livres, 12 onces, ce qui forme une augmentation de 27 onces en aliments liquides ou solides pour mon repas ; à mon goûter, j'ai bu ou mangé 11 onces, ce qui tout réuni devoit porter mon poids à 112 livres 4 onces.

A dix heures du soir je pèse 111 livres 1 once & demie, ce qui forme une diminution de 18 onces & demie ; j'ai rendu, depuis midi jusqu'à dix heures du soir, 10 onces, 6 gros par les secrétions sensibles ; reste pour l'insensible transpiration, 7 onces 6 gros.

A dix heures du soir, je pèse 111 livres, 1 once.

Samedi 5 avril.

A sept heures du matin, je pèse 109 livres, 9 onces, 6 gros, ce qui fournit une diminution de 23 onc. 2 gros pour la nuit ; j'ai eu de secrétions sensibles 12 onces, 6 gros ; reste pour l'insensible transpiration, 10 onces, 2 gros. J'ai été un peu plus tranquille.

HAUTEUR DU BAROMÉTRE.	
Pouces.	Lignes.
27.	6.
Variable.	

A fept heures du matin, je péfe 109 livres, 9 onces, 6 gros. J'ai mangé ou bu dans la matinée 7 onces & demie, ce qui devoit porter mon poids à 110 livres, 1 once, 2 gros.

Je péfe à midi 109 livres, 4 onces, 3 gros, ce qui établit une diminution de 12 onces & demie pour la matinée. J'ai perdu par les fecrétions fenfibles, 4 onces & demie, & par l'infenfible tranfpiration, 8 onces.

Avant midi je péfe 109 livres, 4 onces & demie. Après dîner, ayant mangé ou bu 32 onces, mon poids eft de 111 livres, 8 onces, 1 gros. J'ai bu & mangé à mon goûter 7 onces, 2 gros, ce qui porteroit mon poids à 111 livres, 13 onces; j'avois un peu mal à la tête, & je n'ai pas foupé; cependant fans mal-aife.

A fix heures du foir je péfe 110 liv., 9 onces & demie, ce qui forme une diminution de 21 onces pour l'après-midi. J'ai eu de fecrétions fenfibles 9 onces, tranfpiration infenfible 12 onces & demie.

A dix heures du foir, je péfe 110 liv., 9 onces & demie; j'ai eu dans la nuit une perte de 22 onces & demie, de fecrétions fenfibles 11 onces &

HAUTEUR DU BAROMÉTRE.	
Pouces.	Lignes.
27.	7.
27.	9.
Beau temps.	

demie ; reſte pour l'inſenſible tranſpiration, 11 onces.

Dimanche 6 avril.

A 11 heures du ſoir, je péſe 112
livres & demi-once.

Lundi 7 avril.

A ſept heures & demie du matin
je péſe 110 livres 6 onces ; j'ai diminué, dans la nuit, de 26 onces
& demie. J'ai eu de ſecrétions ſenſi-
bles 14 onces, reſte pour l'inſenſible tranſpiration 12 onces & demie.

J'ai reſté à jeun la matinée, &
je péſe à midi 109 livres, 12 onces,
ce qui établit une perte de 9 onces
& demie. J'ai eu de ſecrétions ſenſi-
bles 3 onces & demie, reſte pour
l'inſenſible tranſpiration, 6 onces.
J'éprouvai que le jeûne alloit mal
aux vaporeux.

Après dîner je péſe 111 livres,
12 onces, ayant mangé ou bu à
mon dîner, 22 onces ; à mon goûter j'ai mangé 2 onces, bu 5 onces
& demie ; à mon ſouper j'ai mangé
2 onces & demie, bu 5 onces &
demie. Ces deux repas ont été com-
poſés, tant en aliments liquides
que ſolides, de 13 onces & demie,

HAUTEUR DU BAROMÉTRE.	
Pouces.	Lignes.
27.	6.
Variable.	
27.	3.
Vent.	

ce qui devoit porter mon poids à
1 2 livres, 11 onces & demie.

Je péfe, à 11 heures du foir, 111
livres, 4 onces, ce qui opére une
diminution de 23 onces & demie.
Dans l'après-midi, j'ai eu de fecrétions fenfibles 11 onces, refte pour
l'infenfible tranfpiration, 12 onces
& demie.

Ma digeftion a été pénible, &
à quatre heures du foir je péfe 111
livres, 4 onces.

Mardi 8 avril.

A fept heures du matin, je péfe 109
livres, 11 onces, 3 gros, ce qui opére
une diminution, pour la nuit, d'une
livre, 8 onces, 6 gros. J'ai eu de fecrétions fenfibles 14 onces ; refte pour
l'infenfible tranfpiration, 10 onces,
6 gros ; mauvaife nuit, digeftion
difficile la veille.

A neuf heures du matin je péfe
109 livres, 11 onces. J'ai bu ou mangé à mon déjeûner 7 onces, 6 gros,
ce qui devoit porter mon poids à
110 livres, 3 onces.

Je péfe à midi 109 livres, 11 onces
& demie, ce qui forme une diminution de 7 onces & demie pour
la matinée. J'ai eu de fecrétions fen-

HAUTEUR DU BAROMÉTRE.	
Pouces.	Lignes.
27.	1 3.
Vent.	
27.	1 3.
Pluie.	

	HAUTEUR DU BAROMÉTRE.	
	Pouces.	Lignes.

fibles 4 onces & demie ; refte pour l'infenfible tranfpiration , 3 onces ; mal à l'aife.

Après mon dîner je péfe 112 liv. 6 onces , ayant mangé ou bu 2 liv. 11 onces ; j'ai été mal à mon aife dans l'après - midi ; je n'ai pas goûté. J'ai bu ou mangé à mon fouper 8 onces ; j'ai pris une taffe de thé de 5 onces & demie. En réuniffant mon fouper & le thé bu à dix heures du foir, je devois pefer 113 livres, 3 onces & demie , & je ne péfe que 111 livres , 1 once ; ce qui opére , pour l'après-midi, une diminution de 2 livres , 10 onces. J'ai eu de fecrétions fenfibles dans cet intervalle , 1 livre , 6 onces & demie ; refte pour l'infenfible tranfpiration, 12 onces , 1 gros ; tout le jour , mal à mon aife.

A dix heures du foir, je péfe 111 livres , 1 once.

Mercredi 9 avril.

A fept heures du matin, je péfe 109 livres, 4 onces & demie, ce qui opére une diminution pour la nuit, de 1 livre, 12 onces & demie. J'ai eu de fecrétions fenfibles 18 onces; refte pour l'infenfible tranfpiration, 10 onces.

	Pouces.	Lignes.
	27.	3.
	Brouillards.	

& demie. J'ai peu dormi, me suis levé triste & mal à l'aise.

Avant midi, je péfe 109 livres, 4 onces ; j'ai mangé ou bu à mon déjeûner, 7 onces, 6 gros, ce qui devoit porter mon poids à 109 liv., 11 onces, 6 gros. Il y a eu une diminution de 8 onces dans la matinée. J'ai eu de fecrétions fenfibles 4 onces, 2 gros ; refte pour l'infenfible tranfpiration, 6 onces.

Je péfe à midi 109 livres, 2 onces ; après dîner 111 livres, 4 onces ; ayant mangé ou bu, 2 livres, 2 onc. A mon fouper, j'ai mangé ou bu 21 onces, trois gros, ce qui devoit porter mon poids à 112 livres, 9 onces, 3 gros.

A dix heures du foir je péfe 110 livres, 14 onces ; ce qui opére une diminution de 27 onces, 3 gros pour l'après-midi. J'ai eu de fecrétions fenfibles 14 onces & demie ; refte pour l'infenfible tranfpiration, 12 onces & demie ; tout le jour mal à mon aife.

A dix heures du foir, je péfe 110 livres, 14 onces.

Jeudi 10 *avril.*

A fept heures du matin, je péfe 109 livres, 4 onces ; j'ai diminué, dans

HAUTEUR DU BAROMÉTRE.	
Pouces.	Lignes.
27.	3.

	HAUTEUR DU BAROMÉTRE.	
	Pouces.	Lignes.

la nuit, de 1 livre, 10 onces. J'ai eu de sécrétions sensibles 17 onces, 2 gros ; reste pour l'insensible transpiration, 8 onces, 6 gros. J'ai bu ou mangé à mon déjeûner, 8 onces, 2 gros.

Je pése à midi 109 liv. , ce qui opére une diminution de 12 onces, 2 gros. J'ai eu de sécrétions sensibles 7 onces & demie ; reste pour l'insensible transpiration, 5 onces, 6 gros. — *Pluie.*

Après dîner je pése 111 livres, 7 onces, ayant mangé ou bu à mon dîner, 39 onces. J'ai bu ou mangé à mon souper 19 onces, ce qui devoit porter mon poids à 112 livres, 10 onces. — 27. 1 3.

Je pése, à dix heures du soir, 110 livres, 13 onces & demie ; ce qui opére une diminution de 25 onces, 6 gros dans l'après-midi. J'ai eu de sécrétions sensibles 13 onces & demie ; reste pour l'insensible transpiration, 10 onces, 2 gros. Le vent du midi a régné tout le jour, & j'ai été fort mal à mon aise. — *Pluie.*

A dix heures du soir, je pése 110 livres, 13 onces & demie.

Vendredi 11 avril.

A 7 heures du matin je pése 109 — 27. 1 6.

<table>
<tr><td>

livres 6 onces, ce qui opére une diminution de 23 onces pour la nuit. J'ai eu de fecrétions fenfibles 9 onces, 2 gros ; tranfpiration infenfible 13 onces, 6 gros. J'ai bien dormi ; j'ai eu l'eftomac libre. J'ai bu ou mangé à mon déjeûner 8 onces, ce qui devoit porter mon poids à 109 livres, 14 onces.

Je péfe, à midi, 109 livres 10 onces, ce qui opére une diminution de 13 onces ; évacuations fenfibles 4 onces ; infenfible tranfpiration, 8 onces, 2 gros. J'ai été bien la matinée.

</td><td>

HAUTEUR
DU
BAROMÉTRE.

Pouces.	Lignes.
Variable.	

</td></tr>
</table>

Mercredi 1 mai.

A dix heures du foir, je péfe 110 livres, 8 onces.

Jeudi 2 mai.

A 7 heures du matin, je péfe 108 livres, 14 onces & demie ; ce qui opére une diminution de 25 onces & demie. J'ai eu, dans la nuit, de fecrétions fenfibles 13 onces & demie ; tranfpiration, 12 onces & demie. J'ai affez bien dormi.

Le matin je péfe 108 livres, 14 onces & demie ; j'ai bu, dans la matinée, petit-lait 12 onces ; j'ai mangé 3 onces, 2 gros, ce qui devoit porter mon poids à 109 livres, 13 onces, 6 gros.

A midi je péfe 108 livres, 4 onc., ce qui opére une diminution de 23 onces, 6 gros pour la matinée. J'ai eu de fecrétions fenfiblés 19 onces ; refte pour l'infenfible tranfpiration, 6 onces, 6 gros ; très mal à mon aife.

Après dîner, je péfe 110 livres, 5 onces ; ayant mangé ou bu 33 onces. A mon goûter j'ai bu 6 onces, mangé 2 onces 1 gros. A mon fouper, j'ai bu 12 onces, j'ai mangé 3 onces, ce qui devoit porter mon poids à 111 livres, 13 onces, 7 gros.

A dix heures du foir, je péfe 110 livres, 9 onces & demie, ce qui opére une diminution de 20 onces, 3 gros dans l'après-midi. J'ai eu de fecrétions fenfibles 9 onces, 5 gros ; infenfible tranfpiration 10 onces, 6 gros.

Vendredi 3 mai.

A dix heures du foir, je péfe 110 livres, 9 onces & demie ; j'ai bu une taffe de thé pefant 6 onces, ce qui porte mon poids à 110 livres, 15 onces & demie.

HAUTEUR DU BAROMÉTRE.	
Pouces.	Lignes.
27.	13.
Pluie.	
27.	14.
27.	14.

Samedi 4 mai.

A six heures & demie du matin, après une nuit assez paisible, je pése 109 livres, 5 onces, ce qui opére une diminution pour la nuit, de 26 onces & demie. J'ai eu de fecrétions fenfibles 13 onces, 2 gros; infenfible tranfpiration 13 onces, 2 gros. J'ai bu dans la matinée, de petit-lait 12 onces, mangé 3 onces, 2 gros, ce qui doit porter mon poids à 110 livres, 4 onces.

Je pése, à midi, 108 livres, 10 onces, ce qui opére une diminution, pour la matinée, de 26 onces. J'ai eu de fecrétions fenfibles depuis fix heures & demie jufqu'à midi, 20 onces & demie ; refte pour l'infenfible tranfpiration, 5 onces & demie ; très mal à mon aife.

Je pése, après midi, 110 livres, 11 onces, ayant mangé ou bu à mon dîner, 33 onces. J'ai mangé à mon fouper 4 onces & demie, bu 6 onces, plus une taffe de thé pefant 6 onces, ce qui devoit porter mon poids à 111 livres, 11 onces.

A dix heures du foir je pése 110 livres 9 onces & demie, ce qui opére pour l'après-midi, une dimi-

HAUTEUR *DU* BAROMÉTRE.	
Pouces.	Lignes.
27.	4.
27.	0.
Grande pluie.	
27.	3.
Pluie.	

	HAUTEUR DU BAROMÉTRE.	
	Pouces.	Lignes.

nution de 17 onces & demie. J'ai eu dans cet intervalle, de fecrétions fenfibles, 9 onces, 6 gros; refte pour l'infenfible tranfpiration, 7 onces, 2 gros; mal à l'aife.

Dimanche 5 mai.

A 8 heures du matin, je péfe 108 livres, 3 onces & demie, ce qui opére une diminution, pour la nuit, de 38 onces. J'ai eu dans cet intervalle, de fecrétions fenfibles, 14 onces & demie; infenfible tranfpiration, 14 onces; fort mal à mon aife.

27. 1 0.

Grande pluie.

J'ai mangé à mon déjeûner, aliments folides, 4 onces & demie; j'ai bu 6 onces, ce qui devoit porter mon poids à 108 livres, 14 onces.

A midi, je péfe 107 livres, 1; onces & demie, ce qui opére une diminution de 14 onces & demie pour la matinée. J'ai eu de fecrétions fenfibles, 8 onces & demie; infenfible tranfpiration, 6 onces; mal à mon aife.

27. 1 3.

Pluie.

Après dîner, je péfe 109 livres, 5 onces & demie; ayant bu ou mangé, 9 onces & demie; à mon goûter, bu ou mangé 9 onces & demie; à mon fouper, bu ou man-

27. 1 6.

Variable.

gé 9 onces , ce qui devoit porter mon poids à 110 livres , 8 onces.

Je péfe , à dix heures du foir , 109 livres , 2 onces , 6 gros , ce qui opére une diminution de 21 onces pour l'après-midi. J'ai eu de fecrétions fenfibles , 10 onces; refte pour l'infenfible tranfpiration , 11 onces; plus à mon aife.

Lundi 6 mai.

A fept heures du matin , je péfe 107 livres , 13 onces, ce qui forme une diminution de 21 onces , 6 gros pour la nuit. J'ai eu de fecrétions fenfibles 10 onces; infenfible tranfpiration , 11 onces , 6 gros; nuit paifible , l'efprit & le corps libres.

J'ai mangé ou bu à mon déjeûner 9 onces , 3 gros, ce qui devoit porter mon poids à 108 livres, 6 onces. 3 gros.

A midi & un quart, je péfe 107 livres , 8 onces & demie , diminution 14 onces & 1 gros. J'ai eu de fecrétions fenfibles , 9 onces & demie; infenfible , 4 onces & demie.

Je péfe , avant dîner, 107 livres , 8 onces & demie. Après dîner , 109 livres , 2 onces , ayant bu ou mangé , 26 onces. A mon goûter ,

HAUTEUR *DU* BAROMÉTRE.	
Pouces.	Lignes.
27.	8.

Temps agréable.

27.	5.

Temps couvert.

	HAUTEUR DU BAROMÉTRE.	
	Pouces.	Lignes.

j'ai mangé 2 onces & demie; j'ai bu 6 onces. A mon fouper j'ai mangé ou bu 16 onces, 2 gros; augmentation, 110 livres, 11 onces, 2 gros.

Je ne péfe, à dix heures du foir, que 109 livres, 8 onces & demie, ce qui opére une diminution pour l'après-midi, de 18 onces, 6 gros; fecrétions fenfibles, 10 onces & demie; tranfpiration, 8 onces; mal à mon aife.

A dix heures du foir, je péfe 109 livres, 8 onces & demie.

Mardi 7 mai.

A fix heures & demie du matin, je péfe 108 livres, 7 onces; diminution de 17 onces; fecrétions fenfibles, 9 onces; infenfible tranfpiration, 8 onces & demie. J'ai mangé ou bu dans la matinée, 8 onces, 5 gros; augmentation, 15 onces, 5 gros.

27. 1 3.

Je péfe, à midi, 108 livres, 3 onces & demie; diminution, pour la matinée, 13 onces, 1 gros; fecrétions fenfibles, 7 onces, 7 gros, infenfible tranfpiration, 5 onces, 2 gros; mal à l'aife.

Temps couvert.

Après dîner, je péfe 110 livres, 3 onces, augmentation de 32 onces

27. 1 3.

& demie pour mon dîner, tant liquides que folides. A mon fouper, 15 onces, augmentation, 111 liv., 2 onces.

A dix heures du foir, je péfe 110 livres, 10 onces. J'ai diminué, dans l'après-midi, de 17 onces; dans cet intervalle, de fecrétions fenfibles, 12 onces, 2 gros; infenfible tranfpiration, 4 onces, 6 gros. J'ai été très mal à mon aife.

Je péfe, à dix heures du foir, 110 livres, 1 once. J'ai mangé ou bu, dans la nuit, 4 onces, 3 gros, ce qui devoit porter mon poids à 110 livres, 5 onces, 3 gros.

Mercredi 8 mai.

Je péfe, à 8 heures du matin, 108 livres, 7 onces & demie, ce qui opére une diminution de 30 onces, 1 gros pour la nuit. J'ai eu de fecrétions fenfibles, 16 onces, 1 gros; infenfible tranfpiration, 14 onces; mal à l'aife.

A dix heures du foir, je péfe 110 livres, 5 onces & demie.

Jeudi 9 Mai.

A 7 heures du matin, après une nuit paifible, je péfe 108 livres,

HAUTEUR DU BAROMÉTRE.	
Pouces.	Lignes.
Pluie.	
27.	1 3.
Temps fombre.	
27.	1 6.

14 onces ; diminution dans la nuit , 23 onces ; fecrétions fenfibles , 10 onces ; tranfpiration 13 onces & demie ; bien dormi.

J'ai mangé à mon déjeûner 2 onces, 5 gros ; bu 8 onces, augmentation , 109 livres, 8 onces , 5 gros.

Je péfe, à midi, 108 livres , 6 onces ; diminution , 18 onces , 5 gros pour la matinée. Secrétions fenfibles , 12 onces , 2 gros ; infenfible tranfpiration , 6 onces , 3 gros ; mal à mon aife & foible.

Après dîner, je péfe 109 livres , 13 onces & demie. J'ai bu ou mangé 23 onces & demie. A mon goûter 12 onces , 6 gros. A mon fouper 10 onces ; augmentation , 111 livres , 3 onces, 2 gros ; plus , thé 6 onces.

Je péfe, à dix heures du foir , 109 livres, 15 onces ; diminution, 26 onces , 2 gros : fecrétions fenfibles , 1 once & demie ; infenfible tranfpiration , 15 onces & demie.

A dix heures du foir , je péfe 109 livres , 15 onces.

Vendredi 10 mai.

A fept heures du matin , je péfe

HAUTEUR DU BAROMÉTRE.	
Pouces.	Lignes.
27.	1 3.
27.	1 6.

108 livres, 2 onces; diminution de la nuit, 27 onces; fecrétions fenfibles, 17 onces, 2 gros; infenfible tranfpiration, 11 onces, 6 gros; fort mal à mon aife la nuit.

J'ai pris à mon déjeûner un bouillon pefant 8 onces, pain & vin 2 onces, 6 gros.

Je péfe, à midi, 108 livres juftes; diminution de la matinée, 12 onces, 6 gros; fecrétions fenfibles 8 onces; infenfible tranfpiration, 4 onces, 6 gros; mal à mon aife tout le matin.

Après dîner, je péfe 109 livres, 14 onces; ayant bu ou mangé 30 onces; à mon goûter, 14 onces, 6 gros. A mon fouper, bu ou mangé 10 onces, augmentation, 111 livres, 8 onces, 6 gros.

Je péfe, à dix heures du foir, 110 livres, diminution de 24 onces, 6 gros; fecrétions fenfibles, 12 onc. & demie; infenfible tranfpiration, 11 onces, 6 gros; ni mal ni bien.

Vendredi 31 *mai.*

A dix heures du foir, je péfe 109 livres, 5 onces.

Samedi 1 *Juin.*

A fept heures & demie du matin, je péfe

HAUTEUR DU BAROMÉTRE.	
Pouces.	Lignes.
Pluie.	
27.	1 3.
Pluie.	
27.	1 6.
27.	1 6.

je péfe 107 livres, 9 onces & demie ; diminution, 27 onces pour la nuit ; fecrétions fenfibles, 12 onces & demie ; tranfpiration, 15 onces ; pris à mon déjeûner, 8 onces & demie.

Je péfe, à midi, 106 livres, 13 onces, diminution, 21 onces pour la matinée ; fecrétions fenfibles, 10 onces ; tranfpiration, 9 onces ; mal à l'aife.

Après mon dîner, je péfe 108 livres, 7 onces, 2 gros ; ayant bu ou mangé 26 onces, 2 gros. A mon goûter, 7 onces & demie. A mon fouper, 9 onces, 2 gros, augmentation, 109 livres, 8 onces.

Je péfe, à dix heures de foir, 108 livres, 5 onces, diminution, 18 onces ; fecrétions fenfibles, 8 onces ; tranfpiration, 10 onces. J'ai pris une taffe de thé pefant 6 onces.

Dimanche 2 *Juin.*

A fept heures du matin, je péfe 107 livres, 3 onces, diminution de 24 onces ; fecrétions fenfibles, 9 onces, 2 gros ; tranfpiration ou fueur, 15 onces. A mon déjeûner j'ai bu ou mangé 8 onces ; augmentation 107 livres, 11 onces.

Je péfe, à midi, 106 livres, 14

HAUTEUR DU BAROMÉTRE	
Pouces.	Lignes.
27.	6.

onces, 7 gros; diminution, 12 onces, 1 gros ; fecrétions fenfibles , 6 onces; infenfible tranfpiration , 6 onces , 1 gros.

À onze heures du foir, je péfe 108 livres , 5 onces & demie.

Lundi 3 *juin.*

A fept heures du matin , je péfe 106 livres , 15 onces , diminution 21 onces & demie; fecrétions fenfibles, 9 onces; infenfible tranfpiration , 13 onces & demie; j'ai bien dormi.

J'ai bu ou mangé à mon déjeûner , 12 onces, 2 gros.

Je péfe, à midi , 106 livres, 13 onces, diminution , 14 onces, 2 gros; fecrétions fenfibles, 6 onces, 6 gros; infenfible tranfpiration , 7 onces & demie.

Je péfe , à midi, 106 livres, 13 onces. Après dîner , 108 livres, 9 onces & demie , ayant pris 28 onces & demie; à mon goûter, 11 onces 6 gros; à mon fouper, 9 onces; le tout réuni , donne augmentation, 109 livres, 14 onces, 2 gros.

Je péfe , à dix heures & demie du foir, 108 livres, 10 onces; di-

HAUTEUR *DU* BAROMÉTRE.	
Pouces.	Lignes.
27. 1 8.	
27. 1 8.	

	HAUTEUR DU BAROMÉTRE.	
	Pouces.	Lignes.

minution , 20 onces , 2 gros; fecrétions fenfibles, 8 onces & demie ;
tranfpiration , 10 onces , 6 gros.

Mardi 4 juin.

A fept heures du matin , je péfe
106 livres , 12 onces ; diminution ,
30 onces ; fecrétions fenfibles , 16
onces & demie ; infenfible tranfpiration , 13 onces & demie ; mau-
vaife nuit.

	Pouces.	Lignes.
	27.	1 9.

J'ai pris à mon déjeûner , 14
onces & demie ; augmentation , 107
livres , 10 onces & demie.

Je péfe , à midi , 106 livres , 13
onces & demie ; diminution , 13
onces ; fecrétions fenfibles , 4
onces, 3 gros ; tranfpiration , 8 onces, 5 gros.

Après dîner , je péfe 108 livres ,
8 onces & demie , ayant pris 27
onces. A mon goûter, 7 onces. A
mon fouper, 9 onces ; augmentation , 109 livres , 8 onces & demie.

Je péfe , à dix heures du foir ,
108 livres , 10 onces & demie ; diminution , 23 onces ; fecrétions
fenfibles , 10 onces & demie ; infenfible tranfpiration , 12 onces &
demie.

H ij

Mercredi 5 Juin.

	Pouces.	Lignes.

A fept heures du matin, je péfe 106 livres, 14 onces & demie ; diminution 19 onces; fecrétions fenfibles, 5 onces & demie; infenfible tranfpiration, 13 onces & demie.

27. 1 9.

J'ai pris à mon déjeûner, 8 onces, 6 gros; augmentation, 107 livres, 7 onces.

27. 1 6.

Je péfe, à midi, 106 livres, 8 onces; diminution, 15 onces; fecrétions fenfibles, 9 onces & demie; infenfible tranfpiration, 5 onces & demie.

Après mon dîner, je péfe 108 livres, 4 onces, ayant pris 28 onces. A mon fouper, 18 onces & demie; augmentation 109 livres, 6 onces, & demie.

Je péfe, à dix heures & demie du foir, 108 livres, 3 onces & demie; diminution, 19 onces & demie; fecrétions fenfibles, 9 onces, 5 gros; infenfible tranfpiration, 12 onces.

Jeudi 6 juin.

A fix heures & demie du matin,

27. 1 6.

je péfe 107 livres, 2 onces; diminution, 17 onces; fecrétions fenfibles, 8 onces; infenfible tranfpiration 9 onces. J'ai pris à mon déjeûner, 6 onces, 2 gros; augmentation,
107 livres, 8 onces, 2 gros.

Je péfe, à midi, 106 livres, 14
onces & demie, diminution, 9 onces,
6 gros; fecrétions fenfibles, 4
onces, 5 gros; infenfible tranfpiration, 5 onces, 1 gros.

Après dîner, je péfe 108 livres,
11 onces; augmentation, 28 onces.
J'ai pris à mon goûter, 7 onces,
6 gros. A mon fouper, 13 onces &
demie; augmentation, 110 livres,
6 gros.

Je péfe, à dix heures du foir, 109
livres, 2 onces & demie; diminution de 14 onces, 2 gros pour l'a-
près-midi; fecrétions fenfibles,
8 onces, 2 gros; infenfible tranfpiration, 6 onces.

A dix heures du foir, je péfe 109
livres, 2 onces & demie; pris, de
thé 6 onces.

Vendredi 7 juin.

A fix heures du matin, je péfe 108
livres, 5 onces. Pris à mon déjeûner,

HAUTEUR DU BAROMÉTRE.	
Pouces.	Lignes.
27.	1 3.

2 onces, 2 gros ; augmentation, 108 livres, 7 onces, 2 gros.

<table>
<tr><td></td><td colspan="2">HAUTEUR
DU
BAROMÉTRE.</td></tr>
<tr><td></td><td>Pouces.</td><td>Lignes.</td></tr>
</table>

Je péfe, à onze heures un quart, 106 livres, 7 onces, diminution, 2 livres, 2 gros. J'ai eu, depuis six heures du matin jufqu'à onze un quart, de fecrétions fenfibles, 24 onces, 6 gros ; infenfible tranfpiration, 7 onces & demie ; mal-aife.

Je péfe, après dîner, 108 livres, 13 onces & demie, ayant mangé ou bu, 38 onces & demie ; à mon goûter, bu 6 onces ; à mon fouper, pris 9 onces ; augmentation, 109 liv., 12 onces.　　　　　27. | 6.

Je péfe, à onze heures du foir, 108 livres, 3 onces, 6 gros ; diminution de 24 onces, 2 gros pour l'après-midi. Secrétions fenfibles, 10 onces ; tranfpiration, 14 onces, 2 gros. Après mon poids pris, je me trouvai l'eftomac vuide, je pris 8 onces, 2 gros ; augmentation, 108 livres, 12 onces.

Samedi 8 juin.

A fept heures du matin, je péfe 107 livres & demie ; diminution, 27 onces ; fecrétions fenfibles, 9 onc. ; tranfpiration, 18 onces. J'ai obfervé dans la matinée du 8 juin, (j'avois　　27. | 9.

	HAUTEUR DU BAROMÉTRE.	
	Pouces.	Lignes.

déjà fait cette observation plus d'une fois) cette évacuation que les auteurs disent arriver tous les mois. Elle est annoncée deux ou trois jours avant, par une diminution marquée dans les évacuations sensibles, ou au moins, chez les vaporeux par deux ou trois nuits inquiétes ; on éprouve un sentiment de pesanteur & de gêne autour des hypocondres ; les mouvemens du corps sont plus pénibles ; le pouls, que je me tâtois plusieurs fois chaque jour, & même dans la nuit, annonce une crise. Quoique dans cette matinée l'évacuation sensible surpassât du double l'évacuation insensible, j'en fus moins fatigué que de coutume ; j'éprouvai tout le jour une sorte de gaieté & de bien-être que je n'avois pas eu depuis long-temps : ce fut une diarrhée qui forma la crise.

27. 1 9.

Dimanche 9 juin.

Je pése, à sept heures du matin, 107 livres & demie, & demi-once. J'ai bu ou mangé à mon déjeûner, 7 onces ; augmentation, 107 livres, 7 onces & demie.

27. 1 6.

Je pése, à midi, 107 livres, 3 onces & demie ; diminution, 20 onces ; secrétions sensibles, 13 onces & demie ; insensible transpiration, 6 onces & demie. Après dîner, je péfe 108 liv., 3 onces; augmentation de 31 onces & demie pour le dîner. A mon goûter, pris 8 onces, 6 gros; dans l'après-midi, un verre de firop, 6 onces. A mon fouper, pris 12 onces, 2 gros; augmentation, 109 livres, 14 onces.

A dix heures & un quart du foir, je péfe 108 livres, 9 onces & demie; diminution, 20 onces & demie pour l'après-midi; fecrétions fenfibles, 10 onces & demie; infenfible tranfpiration, 10 onces.

Lundi 10 *juin.*

A fept heures du matin, je péfe 107 livres, 4 onces; diminution de 11 onces & demie pour la nuit; fecrétions fenfibles, 9 onces; infenfible tranfpiration, 14 onces & demie; j'ai bien dormi.

J'ai pris à mon déjeûner, 9 onces; augmentation, 107 livres, 13 onces.

Je péfe, à midi, 107 livres, 2 onces; diminution, 11 onces; fecrétions fenfibles, 7 onces; infenfible tranfpiration, 4 onces; mal à mon aife.

Après dîner, je péfe 108 livres, 12 onces; augmentation de 26 onces

HAUTEUR DU BAROMÉTRE.	
Pouces.	Lignes.
27.	9.
27.	6.
27.	3.

	HAUTEUR *DU* BAROMÉTRE.	
	Pouces.	Lignes.

pour mon dîner. Pris à mon goûter 8 onces, 3 gros ; à mon souper, 9 onces, 2 gros ; augmentation, 109 livres, 13 onces, 5 gros.

Je pése, à dix heures du soir, 108 livres, 9 onces ; diminution pour l'après - midi, 20 onces, 5 gros ; secrétions, 13 onces ; insensible transpiration, 7 onces, 5 gros ; mal à l'aise tout le jour ; & à dix heures & demie du soir, je pése 108 livres, 9 onces.

Mardi 11 *juin.*

A six heures trois quarts du matin, 107 livres, 4 onces ; diminution, 21 onces pour la nuit ; secrétions sensibles, 12 onces, 6 gros ; insensible transpiration, 8 onces, 2 gros : sommeil inquiet, le corps fatigué au réveil.

27. | 3.

A P P R O B A T I O N.

J'Ai lu par ordre de Monseigneur le Garde des Sceaux, un Manuscrit intitulé : *Recherches sur la cause des Affections Hypocondriaques, suivies d'un Journal de l'état du corps, en raison de la perfection de la transpiration, & de la température de l'air,* & je n'y ai rien trouvé qui puisse en empêcher l'impression. A Paris, ce 18 Mars 1779.

DE HORNE.

PRIVILÉGE DU ROI.

LOUIS, par la grace de Dieu, Roi de France & de Navarre ; à nos amés & féaux Conseillers, les Gens tenans nos Cours de Parlement, Maîtres des Requêtes ordinaires de notre Hôtel, Grand-Conseil, Prévôt de Paris, Baillifs, Sénéchaux, leurs Lieutenans-Civils, autres nos Justiciers qu'il appartiendra : SALUT. Notre bien amé le sieur Claude REVILLON, Docteur en Médecine de l'Académie de Dijon, Nous a fait exposer qu'il désireroit faire imprimer, & donner au Public un Ouvrage de sa composition, intitulé : *Recherches sur la cause des Affections Hypocondriaques, appellées communément Vapeurs*, &c. S'il nous plaisoit lui accorder nos Lettres de Privilége à ce nécessaires. A CES CAUSES, voulant favorablement traiter l'Exposant, nous lui avons permis & permettons de faire imprimer ledit Ouvrage autant de fois que bon lui semblera, & de le vendre, faire vendre par-tout notre Royaume. Voulons qu'il jouisse de l'effet du présent Privilége, pour lui & ses hoirs à perpétuité, pourvu qu'il ne le rétrocéde à personne ; & si cependant il jugeoit à propos d'en faire une cession, l'Acte qui la contiendra sera enregistré en la Chambre Syndicale de Paris, à peine de nullité, tant du Privilége que de la cession ; & alors par le fait seul de la cession enregistrée, la durée du présent Privilége sera réduite à celle de la vie de l'Exposant, ou à celle de dix années, à compter de ce jour, si l'Exposant décéde avant l'expiration desdites dix années. Le tout conformément aux articles IV & V de l'Arrêt du Conseil du 30 Août 1777, portant Réglement sur la durée des Priviléges en Librairie. FAISONS défenses à tous Imprimeurs, Libraires, & autres personnes de quelque qualité & condition qu'elles foient, d'en introduire d'impreffion étrangère dans aucun lieu de notre obéiffance ; comme auffi d'imprimer ou faire imprimer, vendre, faire vendre, débiter ni contrefaire lefdits Ouvrages, fous quelque prétexte que ce puiffe être, fans la permiffion expreffe & par écrit dudit Expofant, ou de celui qui le repréfentera, à peine de faifie & de confifcation des exemplaires contrefaits, de fix mille livres d'amende, qui ne pourra être modérée, pour la premiere fois ; de pareille amende & de déchéance d'état en cas de récidive, & de tous dépens, dommages & intérêts, conformément à l'Arrêt du Confeil du 30 Août 1777, concernant les contrefaçons. A la charge que ces Préfentes feront enregiftrées tout au long fur le Regiftre de la Communauté des Imprimeurs & Libraires de Paris, dans trois mois de la date d'icelles ; que l'impreffion dudit Ouvrage fera faite dans notre Royaume & non ailleurs, en beau papier & beau caractere, conformément aux Réglemens de la Librairie, à peine de déchéance du Préfent Privilége : qu'avant de l'expofer en vente, le manufcrit qui aura fervi de copie à l'impreffion dudit Ouvrage, fera remis dans le même état où l'Approbation y aura été donnée, ès mains de notre très-cher & féal Chevalier, Garde des Sceaux de France, le fieur HUE DE MIROMENIL ; qu'il en fera enfuite remis deux exemplaires dans notre Bibliothéque publique, un dans celle de notre Château du Louvre, un dans celle de notre cher & féal Chevalier, Chancelier de France, le fieur de MAUPEOU, & un dans celle dudit fieur HUE DE MIROMENIL. Le tout à peine de nullité des préfentes ; du contenu defquelles vous mandons & enjoignons de faire jouir ledit Expofant, & fes hoirs pleinement & paifiblement, fans fouffrir qu'il leur foit fait aucun trouble ou empêchement. VOULONS que la copie des Préfentes, qui fera imprimée tout au long au commencement ou à la fin dudit Ouvrage, foit tenue pour duement fignifiée, & qu'aux copies collationnées par l'un de nos amés & féaux Confeillers Secrétaires, foi foit ajoutée comme à l'original. COMMANDONS au premier notre Huiffier ou Sergent fur ce requis, de faire pour l'exécution d'icelles, tous Actes requis & néceffaires, fans demander autre permiffion, & nonobftant clameur de Haro, Charte Normande, & Lettres à ce contraires. Car tel eft notre plaifir. Donné à Paris, le 28 d'Avril, l'an de grace 1779, & de notre Régne le cinquieme. Par le Roi en fon Confeil.

LE BEGUE.

Regiftré fur le Regiftre XXI. de la Chambre Royale & Syndicale des Libraires & Imprimeurs de Paris, N°. 1715, folio 132, conformément aux difpofitions énoncées dans le préfent Privilége, & à la charge de remettre à ladite Chambre les huit exemplaires prefcrits par l'article CVIII. du Réglement de 1723. A Paris, ce 5 Mai 1779.

A. M. LOTTIN, l'aîné, Syndic.

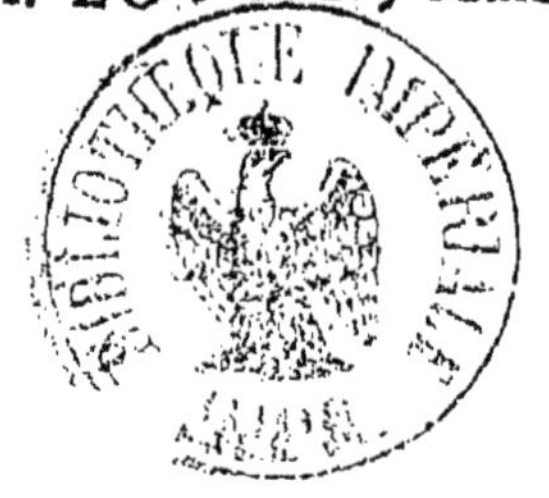

De l'Imprimerie de la Veuve HERISSANT, rue Neuve Notre-Dame. 1779.